医事法講座 第 1 巻

ポストゲノム社会と医事法

A Series of Medical Law VOL.1

医事法講座 第1巻

ポストゲノム社会と医事法

甲斐克則 編
Katsunori Kai (Ed.)

Post-Genome Society and Medical Law

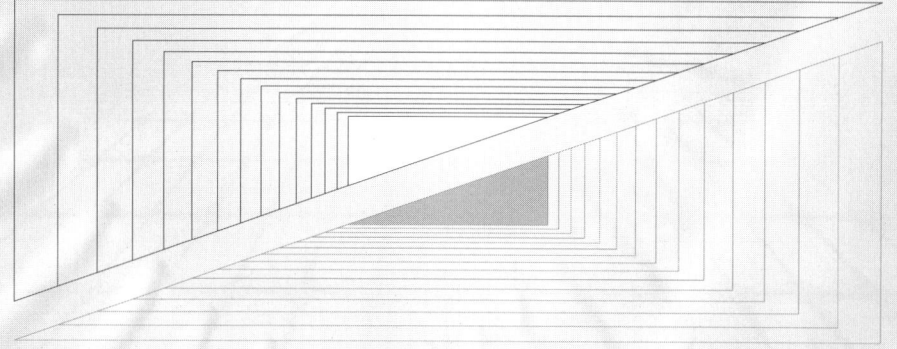

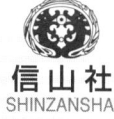

信山社
SHINZANSHA

『医事法講座』発刊にあたって

企画責任者　甲 斐 克 則

　人間が生きていくうえで，医療を抜きにしては語れない時代になっている。同時に，歴史的にみても，医療は，利用を誤ると人権侵害をもたらす可能性を内在している。そこには，一定限度で適正な法的・倫理的ルールが求められる。とりわけ21世紀になり，バイオテクノロジー社会ないしポスト・ゲノム社会を迎えて，医療と法をめぐる諸問題が多様な展開を見せているだけに，医事法学に課せられた任務は，今後ますます増大するものと思われる。医と法は，人間社会を支える両輪である。

　欧米では，それに対応すべく，医療と法に関する研究書が長年にわたりシリーズで刊行されている。しかし，日本では，学問的蓄積は相当に増えたものの，学会誌『年報医事法学』を除けば，まだそのような試みはない。そこで，この度，信山社より『医事法講座』を刊行することになった。医事法学自体，民法や刑法のように実定法として体系が完結しているわけではないので，「何巻で完結」というスタイルをとらないことにした。いわば開かれた学問として，ある程度の体系性を考慮しつつも，随時，医療と法に関する重要問題を取り上げて，医事法学の深化を図りつつ，その成果を社会に還元して適正な医療を確保する一助となることが，本講座の企画趣旨である。本講座が末長く続き，日本の医事法学がさらに発展することを切に祈念する次第である。

2009年 秋

《巻頭言》

『医事法講座 第1巻 ポストゲノム社会と医事法』の企画趣旨

早稲田大学教授　甲 斐 克 則

1　いよいよ『医事法講座』が信山社から刊行されることになった。第1巻をどう構成すべきか，随分と悩んだ。当初は，医事法学の方法論に関する特集を考えたが，現時点で全体をその特集に当てると，おそらく原稿が集まらないであろうと思われた。しかし，何らかの形で方法論を盛り込みたいとも思った。折しも，2008年6月28日と29日に早稲田大学で，比較法研究所創立50周年記念事業の一環として，ポストゲノム時代を迎えて医事法学はいかなる方法論で対処しつつ議論を展開していくべきか，という問題意識に基づく比較医事法国際シンポジウムを開催することになった。私は，企画責任者として随分と準備をしたが，特別基調講演者として参加されたドイツのマックス・プランク外国・国際刑法研究所前所長（名誉所長）のアルビン・エーザー博士が提唱される「統合的医事法」構想には，同博士と長年の親交もあることから強い関心を抱いていたので，このシンポジウムが成功すれば，これを中心とした内容を第1巻に当てようと考えた。結果的にこのシンポジウムは成功裡に終わり，ますますその気持ちが強くなった。そして，『医事法講座』創刊の発案者でもある信山社の袖山貴社長もその趣旨に賛同して下さり，本巻が誕生することになった。

しかし，シンポジウムの内容を収めるだけでは第1巻としてはやや物足りないという思いもあり，日本とドイツにおける「医事法学の回顧と展望」に関する論稿を収めるべきだと考えた。そこで，私が数年前に書いた関連論文を加筆して収めるとともに，エーザー博士が数年前に書かれた「統合的医事法」構想に関する論文の訳を収めることにした。以下，それを含めて，本巻の構成を示しておく。

2　本書『第1巻　ポストゲノム社会と医事法』は，大きく2部に分かれる。第1部は，「医事法学の回顧と展望」と題して，甲斐克則「日本の医事法学――回顧と展望――」（初出：高橋隆雄＝浅井篤編『日本の生命倫理――回

と展望——』（2007 年・九州大学出版会）240 頁以下に加筆したもの）およびアルビン・エーザー（甲斐克則＝福山好典訳）「医事（刑）法のパースペクティブ」（原文は Albin Eser, Perspektiven des Medizin(straf)recht, in Wolfgang Frisch (Hrsg.), Gegenwartsfragen des Medizinstrafrechts, Portugiesisch-deutches Symposium zu Ehren von Albin Eser in Coimbra, 2006, S. 9ff.）を収める。前者は，日本医事法学会の活動を創設期から回顧し，医事法関係の著書を中心に分析しつつ，日本の医事法学の展開を明らかにしたものである。後者は，ドイツ医事法学の展開を回顧しつつも，さらに進んで，従来の医事法が「セクト的医事法」に陥っているとの批判的認識に立脚して，いまやダイナミックに「統合的医事法」を目指すべきだと説くものである。これらにより，賛否はともかくとして，日本の医事法学の位相が多少とも明らかになるように思われる。

　第 2 部は，上記の比較医事法に関する国際シンポジウムの題名をとり，「ポストゲノム時代に向けた比較医事法学の展開——文化葛藤の中のルール作り——」と題して，その報告原稿を収めることにした。その趣旨は，次のようなものである。

　3　現代のバイオテクノロジー社会は，とりわけ 2003 年のヒト・ゲノム解読宣言を受けて，ポストゲノム時代あるいはポストシークエンス時代とも呼ばれつつある。もちろん，このシンポジウムに参加されたドイツのアルビン・エーザー博士のように，「われわれはまだゲノムの時代に入ったばかりであるので，『ポストゲノム時代における』という言葉を使うには早すぎる」という指摘もあり，人により認識に差異がある。そのため，本シンポジウムでは，「ポストゲノム時代に向けた比較医事法学の展開」とした。いずれにせよ，この新たな時代を迎えて，医療・医学と法および倫理をめぐる新たな諸問題が世界的規模で発生しつつある。医療事故，生殖補助医療，遺伝子検査・遺伝情報・ヒト・ゲノム（バイオ・バンクを含む），クローン技術の利用，人由来物質の利用，医学の開発・研究（臨床研究），臓器移植，再生医療（最近の iPS 細胞の研究利用を含む），終末期医療等に関わる諸問題は，国を超え，宗教を超え，文化を超えて，いまや人類共通の問題となっている。

　そのような状況下で，比較法的観点から共通の問題を設定して，適正なルールを作るための共同研究の必要性が叫ばれ，断片的に実施されるように

なったが，まだ不十分な状況である。比較法は，日本では伝統的に盛んな研究領域であり，各法領域で多様かつ有益な比較法研究が行われてきた。早稲田大学も，比較法研究所を中心に，多くの研究実績を上げてきたが，比較法研究所が創立50周年を迎えるにあたり，医事法についても，上述の諸問題の解決に取り組むにあたり，改めて比較法研究の重要性を再認識した。考えてみると，医事法や生命倫理は，刑法典や民法典のように固有の完結した実定法を持たないがゆえに，諸外国との比較法的研究から創造されてきた部分が多い。現在，グローバル化時代を迎え，人類共通の課題に直面することが増えつつあることを考えると，ますますその重要性は高まっている。そこで，本シンポジウムでは，ポストゲノム社会を見据えて，比較医事法学的観点を視野に入れ，ドイツ，オーストラリア，ニュージーランド，およびフィリピンの第一線の学者，ならびに国内の第一線の学者（国際法，憲法，民法，刑法，医事法，医事法社会学，生命倫理，比較法，法哲学）の参加を得て，これらの問題に取り組み，文化葛藤の中での生命倫理基本法制定を射程に入れて，法的ルール作りに向けた討論を行うことを目指した。シンポジウムの題目を「ポストゲノム社会に向けた比較医事法学の展開——文化葛藤の中のルール作り——」としたのは，そのような理由による。実は，このシンポジウム自体，エーザー博士の「統合的医事法」構想を日本で具現化するひとつの試みでもあった。

　シンポジウムの構成は，次のようなものであった。初日は，オープニング・セッションとして，早稲田大学比較法研究所所長である戒能通厚教授の挨拶と総合司会を務める甲斐克則による「企画趣旨説明」があった後，第1セッションは，世界の医事法をリードして来られたドイツ・マックス・プランク外国・国際刑法研究所前所長（名誉所長・早稲田大学名誉博士：講演当時は立命館大学客員教授でもあった）アルビン・エーザー（Albin Eser）博士（刑法・医事法）による特別基調講演「現代バイオテクノロジーの挑戦下における医事法のパースペクティブ」（本書第2部3〈序論〉）であった。上述の「統合的医事法」の視点から先端医療の問題に切り込んだこの特別基調講演は，実に迫力のあるものであり，聴衆を魅了した。

　第2セッションは，「人体の利用と法的ルール」と題して，甲斐克則（早稲田大学：刑法・医事法）による「人体をめぐる国内外の法的状況と問題設

定」（本書では割愛）に続き、粟屋剛教授（岡山大学：医事法社会学・生命倫理）による「人体商品化とその倫理的・法的・社会的問題」、ラリーン・シルーノ（Lalaine H.Siruno）助教（フィリピン大学哲学部：生命倫理）による「フィリピンにおける腎臓提供」、ジョージ・ムスラーキス（George Mousourakis）上級講師（ニュージーランド・オークランド大学法学部、シンポジウム当日は新潟大学法学部客員准教授：刑法、比較法、法哲学）による「人体の人格性と商品化——哲学的・倫理法的パースペクティブ」、岩志和一郎教授（早稲田大学法学学術院：民法・医事法）による「日本法における人体・臓器の法的位置づけ」がそれぞれ報告された（本書第2部第1編）。各報告とも含蓄深いものがあり、人体の法的位置づけをめぐり、法的・文化的な多様性を踏まえつつ、比較医事法的観点から多角的な検討が加えられ、パネルディスカッションにおいても、白熱した議論が展開された（なお、このセッションの司会は粟屋教授と甲斐が務めたが、討論部は2日目も含めて紙数の関係で割愛した）。生体から切り離された人体の一部および死体の法的位置づけに関して、自己所有や人格権とどう関わるのか、商品化の是非の根本的検討等も含めて、課題が示された。

2日目の第3セッションは、「ゲノム・遺伝情報をめぐる比較医事法——生命倫理基本法への途」と題して、ドン・チャーマーズ（Don Chalmers）教授（オーストラリア・タスマニア大学ロースクール）による基調報告「オーストラリア・英国における遺伝情報・ゲノムをめぐる法制度」に続き、山本龍彦准教授（桐蔭横浜大学：憲法）による「日本における遺伝情報の扱いをめぐるルール作り——アメリカ法との比較憲法的視点から——」、手嶋豊教授（神戸大学：民法・医事法）による「人体組織・遺伝情報の収集・利用に起因する法的紛争とその処理——民事法及び医事法上の観点から——」、甲斐克則による「比較法的観点からみた先端医療・医学研究の規制のあり方——ドイツ・スイス・イギリス・オランダの議論と日本の議論——」、位田隆一教授（京都大学：国際法・生命倫理）による「日本における生命倫理基本法への提言——国際法的および生命倫理的視点を踏まえて——」がそれぞれ報告された（本書第2部第2編）。このセッションも、パネルディスカッションにおいてゲノム・遺伝情報の法的位置づけをめぐりかなり突っ込んだ議論が行われた（司会は位田教授と甲斐が務めた）。特に比較医事法的検討において、社会的・

『医事法講座 第1巻 ポストゲノム社会と医事法』の企画趣旨

文化的相違の中で，この種の新たな問題にどのように取り組むべきかを議論できたことは，意義深いものがあった。しかも，この種の新たな問題におけるインフォームド・コンセントのあり方と通常の医療行為におけるインフォームド・コンセントのあり方は同一ではないのではないか，という問題提起も出され，今後の検討課題が明確になった。また，生命倫理基本法を日本で作る必要性に関しても，理解が深まった。

4 以上のように，国内外の多様な専門家が集い，この種の問題を多角的に検討し，フロアーの参加者と共に問題について考えるシンポジウムを開催できたことは，21世紀の医事法学の新たな展開を考えるうえで実に有益であった。特別基調講演のほか，コメンテーターとしても本シンポジウムを盛り上げていただいたアルビン・エーザー博士をはじめ，貴重な報告をしていただいたドン・チャーマーズ教授，ジョージ・ムスラーキス上級講師，ラリーン・シルーノ助教には，このシンポジウムの趣旨に賛同され，私と親しい間柄とはいえ遠路はるばる海外からお越し下さったことに対して心から感謝申し上げたい。また，ご多忙な中，このシンポジウムの趣旨に賛同して報告をしていただいた日本側の位田隆一教授，粟屋剛教授，岩志和一郎教授，手嶋豊教授，山本龍彦准教授にも厚く御礼申し上げたい。これらの方々には，本書刊行のために改めて原稿も提出していただいたことについても，改めて深く謝意を表したい。そして，全体を通じて主として討論の通訳をしていただいた横野恵氏（早稲田大学総合社会科学学術院専任講師）と森本直子氏（関東学院大学法科大学院非常勤講師・元早稲田大学比較法研究所助手）にも，良き通訳を通して，国際的な意見交換ができたことに対して謝意を表したい。

なお，このシンポジウムは，早稲田大学比較法研究所，早稲田大学生命医療・法と倫理研究所，早稲田大学オセアニア法制研究会のほか，粟屋剛・岡山大学教授の科研費基盤研究B「医療テクノロジー及び市場経済による人体商品化現象の解明を行う学際的・総合的研究」プロジェクトと位田隆一・京都大学教授の科研費基盤研究(B)「生命科学・医学の発展に対応した社会規範形成──生命倫理基本法の構築」プロジェクトとの共催で行われ，招聘資金援助では両プロジェクトのほか，財団法人・学術振興野村基金および早稲田大学2008年度特定課題研究助成費（甲斐が受給）に負うところが大きかった点について，この場をお借りして謝意を表したい。また，日本医事法学会

および日本生命倫理学会に後援していただいたことも特記しておきたい。さらに，シンポジウムの際に裏方で尽力していただいたり，翻訳で尽力していただいた早稲田大学の助手・大学院生の面々にも感謝したい。最後に，日本の医事法学の発展を期してこの『医事法講座』の刊行を強く推進された信山社の袖山貴社長と編集を懇切丁寧に協力していただいた同社編集部の今井守氏に厚く御礼申し上げたい。

　以上の次第で刊行される『医事法講座　第1巻』としての本書が，21世紀の医事法学のさらなる展開の拠り所のひとつとなり，日本の医事法学がさらに深化する源泉となることを祈念し，続刊の刊行を確約して巻頭言としたい。

続刊に思いを馳せつつ
2009年9月

医事法講座 第1巻
ポストゲノム社会と医事法

【目　次】

◆◆◆ 『医事法講座』発刊にあたって ◆◆◆

〈巻頭言〉
『医事法講座 第1巻 ポストゲノム社会と医事法』の企画趣旨(vii)

◆◆ 第1部 ◆◆
医事法学の回顧と展望

1　日本の医事法学——回顧と展望——……………甲　斐　克　則… 5
2　医事(刑)法のパースペクティブ　…アルビン・エーザー
〔訳：甲斐克則・福山好典〕… 31

◆◆ 第2部 ◆◆
ポストゲノム時代に向けた比較医事法学の展開
——文化葛藤の中のルール作り——

3　〈序論〉現代バイオテクノロジーの挑戦下における医事
　　法のパースペクティブ……アルビン・エーザー
〔訳：甲斐克則・新谷一朗・三重野雄太郎〕… 63

◆ 第1編　人体利用と法的ルール ◆

4　人体商品化論——人体商品化は立法によって禁止されるべき
　　か——……………………………………………粟　屋　　　剛… 87

xiii

目　次

5　フィリピンにおける腎臓提供 ………ラリーン・シルーノ
　　　　　　　　　　　　　　〔訳：甲斐克則・新谷一朗〕… 99

6　人格性と人体の商品化：哲学的および法倫理学的パー
　　スペクティブ……………………ジョージ・ムスラーキス
　　　　　　　　〔訳：一家綱邦・福山好典・甲斐克則〕…111

7　日本法における人体・臓器の法的位置づけ
　　　　……………………………………………岩志和一郎…129

◆　第2編　ゲノム・遺伝情報をめぐる比較医事法　◆
　　　　　　──生命倫理基本法への途──

8　ポストゲノム時代における遺伝情報の規制：オースト
　　ラリアのおよび国際的なパースペクティブ
　　　　………………………………………ドン・チャーマーズ
　　　　　　　　　　　　〔訳：新谷一朗・原田香菜〕…141

9　日本における遺伝情報の扱いをめぐるルール作り
　　──アメリカ法との比較憲法的視点から──……山本龍彦…159

10　人体組織・遺伝情報の利用に起因する紛争等の処理の
　　ための法的枠組みについて ………………手　嶋　　豊…179

11　比較法的観点からみた先端医療・医学研究の規制のあり方
　　──ドイツ・スイス・イギリス・オランダの議論と日本の議論──
　　　　………………………………………………甲　斐　克　則…191

12　ポストゲノム社会における生命倫理と法
　　──わが国における生命倫理基本法の提言──…位　田　隆　一…211

医事法講座 第1巻『ポストゲノム社会と医事法』

〈執筆者紹介〉（執筆順）

甲斐克則（かい かつのり）	早稲田大学大学院法務研究科教授
アルビン・エーザー（Albin Eser）	ドイツ・マックス・プランク外国・国際刑法研究所名誉所長，早稲田大学名誉博士
粟屋　剛（あわや つよし）	岡山大学大学院医歯薬学総合研究科教授
ラリーン・シルーノ（Lalaine H. Siruno）	フィリピン大学哲学部助教
ジョージ・ムスラーキス（George Mousourakis）	ニュージーランド・オークランド大学ロースクール上級講師
岩志和一郎（いわし わいちろう）	早稲田大学法学学術院教授
ドン・チャーマーズ（Don Chalmers）	オーストラリア・タスマニア大学ロースクール教授
山本龍彦（やまもと たつひこ）	桐蔭横浜大学法学部准教授
手嶋　豊（てじま ゆたか）	神戸大学大学院法学研究科教授
位田隆一（いだ りゅういち）	京都大学公共政策大学院教授

〈訳者紹介〉（掲載順）

福山好典（ふくやま よしのり）	早稲田大学大学院法学研究科博士後期課程
新谷一朗（しんたに かずあき）	マックス・プランク外国・国際刑法研究所助手
三重野雄太郎（みえの ゆうたろう）	早稲田大学大学院法学研究科博士前期課程
一家綱邦（いっか つなくに）	早稲田大学法学学術院・法学部助手
原田香菜（はらだ かな）	早稲田大学大学院法学研究科博士前期課程

医事法講座 第1巻

ポストゲノム社会と医事法

第 1 部

医事法学の回顧と展望

1　日本の医事法学——回顧と展望——

　　　　甲　斐　克　則

医事法講座 第1巻　ポストゲノム社会と医事法

Ⅰ　序
Ⅱ　日本の医事法学第1期：基盤構築期
Ⅲ　日本の医事法学第2期：伸展期
Ⅳ　日本の医事法学第3期：成熟期
Ⅴ　日本の医事法学の課題と展望
Ⅵ　結　語

I　序

　「『医事法学』という概念を敢て用いてしまった。それはいったい何だと問われて，『医療に関する法ないし法学』というような漠然たる答えをしただけでは誰もみのがしてはくれまい。『医療のあり方に関する法規範のかかわりあい』を体系化し理論化することである，とはいってはみても，せいぜい私の視座を語る以上に，答えにはなっていまい。［原文改行］それは何よりも『医療』に関する。したがって先ず医療問題と称せられるものの領域を画定し，かつそれを分類し，さらに体系化する課題を果たさねばならぬ。ところがその領域画定・分類・体系化——すべての作業が法学的接近をはなれては考えられなくなっているのが，私の偽らぬ現状であり，それがまた『医事法学』と敢て羊頭をかかげたゆえんである」[1]。

　この一文は，日本の医事法学を開拓され，長年にわたり育ててこられた碩学の唄孝一教授が，1970年に公刊された名著『医事法学への歩み』（岩波書店）の「はしがき」の冒頭で書かれたものである。それから40年近く経つが，本質的問題状況は，なお変わらない。しかし，他方で，医事法学も基礎理論と様々な現実的諸問題に取り組んできて，医事法が「学」として独り立ちしつつあるようにも思われる。

　とはいえ，「日本の医事法学——回顧と展望——」をどのようにまとめることができるか，いささか戸惑いがある。なぜなら，医事法学の領域は年々拡大しており，生命倫理との関係も視野に入れながらその全貌をこの小稿で論じ尽くすことは，紙数の関係で至難の業だからである。そこで，ある程度問題領域および取り上げるべき文献を限定しつつ論じていくことにする。したがって，文献として取り上げたくても割愛せざるをえないもの（特に個別の優れた論文）が多数あったことを冒頭で断っておきたい。ここで，とりわけ参考になるのは，日本医事法学会が第30回を記念して行った2000年のシンポジウムⅢ「医事法学会（界）30年の歩み」である[2]。しかし，その後21

（1）　唄孝一『医事法学への歩み』（1970年・岩波書店）の「はしがき」。
（2）　このシンポジウムは，年報医事法学16号（2001）167頁以下に記録されており，平林勝政「日本医事法学会三〇年の歩み——概観」，上林茂暢「戦後医療技術のあゆみと

世紀に入って，医事法学はさらなる深化・展開を見せている。そこで，本稿では，全体としては，まず，日本の医事法学の回顧を日本医事法学会および医事法研究の動向を中心としつつ，3期に区分して行い，つぎに，日本の医事法学の課題の呈示と若干の展望を試みることにする。

II　日本の医事法学第1期：基盤構築期

　1　日本でも，「医事法制」という研究ないし科目は，例えば，山崎佐『医事法制学』(1920年・克誠堂) という優れた著作に代表されるように，大正時代から存在したが，「医事法制」から「医事法学」へと転換したのは，日本医事法学会創設を抜きにして語れないことは，今日周知の事実である。したがって，これを前提として，日本の医事法学を敢えて時期区分すると，3期に分けることができる。第1期は，基盤構築期であり，草創期ともいうべき1960年代末から1969年の日本医事法学会創設を経て，1984年までの基礎固めが行われた時期である。第2期は，学会誌『年報医事法学』が刊行され始めた1985年から2000年までの伸展期ともいうべき30年目までの時期であり，基本的問題を検討しつつ，実践的諸問題に対して配慮を始めた時期である。特に2000年の日本医事法学会においてシンポジウムIII「医事法学会 (界) 30年の歩み」が総括され，反省と今後のあるべき医事法学について検討が行われた点が重要である。そして，第3期は，21世紀に入ってから現在に至るまで，医療現場が抱える実践的諸問題を学問的にどのように位置づけて問題解決を図るか，という視点から多様な検討・研究が行われている成熟期ともいうべき時期である。以下，この時期区分に従って医事法学を

今後の課題」，宇都木伸「三〇年間の医療の動きと法の性格の変化」，唄孝一「日本医事法学会三〇年の歩み——回顧と点検」が収められている。なお，毎年の医事法学の研究の蓄積については，法律時報の12月号「学界回顧・医事法」において取り上げられているし，『年報医事法学』でも文献一覧および重要文献の紹介が行われている。なお，植木哲「医事法の方法と体系」古村節男＝野田寛編集代表『植木哲先生還暦記念・医事法の方法と課題』(2004年・信山社) 1頁以下では，戦前から戦後の業績が方法論との関係で分析されている。さらに，甲斐克則「医療と刑法——医事刑法の回顧と展望」ジュリスト1348号 (2008) 130頁以下は，《特集：刑法典の百年》の一環として，日本における医療と刑法をめぐる約100年間の議論の展開を分析している。

回顧してみよう。

　2　唄孝一教授は，1969 年の日本医事法学会の創立当時の模様について，1969 年 12 月 6 日に行われた創立総会の前の 4 回から 5 回の発起人会において，「いったい学会を設立して何をするのか，何のために学会を設立するのか，というふうなことが議論されたようである」[3]，と追想しておられる。何事もそうであるが，草創期は，苦労がつきまとう。その中で，「医療とは何かを法律の面から探求してほしい」，「法学と医学を結び付ける」，「医学のデリケートなところを理解してほしいが，その上で医師にできない法律論を展開してほしい」といった意見が医学サイドから，「生命と健康を守るため」といった意見が法学サイドからそれぞれ出されたようである[4]。この基本的視点は，形を変えつつも，今日まで維持されているように思われる。

　さて，1967 年に世界医事法会議がベルギーのゲントで開催されたのを受けて，上述の準備を経た後，1969 年 12 月 6 日に学士会館・本郷分館において第 1 回日本医事法学会総会が開催されたが，これは，まさに日本の「医事法」が「学」として出発することを意味するものであった。もちろん，それは，学会ができたから「学」になったという形式的意味においてそうだというわけではない。むしろ，それまでの医事法に関する唄教授等，個々の研究者による学問的蓄積を「学」として共有し，批判的考察と創造・深化に向けての学問的営為が学会員を中心に始まったという意味である。第 1 回の統一テーマは，「『救急病院』をめぐる法と現実」と「精神障害者に対する『保安処分』」であった。重要テーマとはいえ，このような各論的テーマが出発点であったこと自体，当時の医事法学への方法論的アプローチの難しさを示している。

　3　その後，医事法学会では，「医療過誤をめぐる諸問題」および「英米の医事法の現状について――臓器移植法を中心に――」(1971 年第 2 回)，「望みなき（？）患者の治療――医療とは何か」(1972 年第 3 回)，という具体的問題への取組みが続く。しかし，この時点で新しい問題に学会レベルで取り組むことに躊躇もあったようであり，以後は，基本的な問題が取り上げられ，

---

(3)　唄・前出注(2)203 頁。
(4)　唄・前出注(2)203-204 頁。

「『健康権』? をめぐって——医療の中心にあるものは何か」(1973年第4回)のほか，長期的テーマとして，医師−患者関係に関連するテーマが数度取り上げられた（「医師と患者の関係をめぐって」(1974年第5回)，「医師と患者の関係」(1975年第6回)，「医師と患者の関係」(1977年第8回)，「医師と法律家のコミュニケーション」(1978年第9回)，「医師と患者の新しい視点——イギリスのNHSの再編を中心として」(1979年第10回))。なお，それと連動して，「医師・患者をめぐる訴訟とその背景」(1976年第7回)および「医療訴訟の現代的諸相」(1981年第11回)が取り上げられている。これらの諸テーマから看取されるように，この時期の医事法学は，敢えてトピカルないし社会的問題を避け，抽象的なテーマをオーソドックスに探求した。その背景には，「下手をして目先の問題に巻き込まれていたら，学会の中にそもそも蓄積も生まれず，学会が育たない，討論が学問的成熟に乏しいまま世の中の混乱に巻き込まれることを杞憂したことも作用していた」[5]，という事情があったようである。このことは，まさに医事法の原点ともいうべき問題を時間をかけてじっくり議論することにより医事法学の基盤が強固になったという意味で，評価してよいように思われる。

しかし，他方で，医療と法をめぐる具体的問題は増え，医事法学も，喫緊の課題に直面せざるをえなくなる。その後のテーマとして，例えば，「医療における説明と患者の承諾の問題状況」と並んで「脳死の基準と死の宣告」(1982年第12回)が選ばれたのは，その典型と言ってよいであろう。ちなみに，筆者は，この時期に日本医事法学会に入会したので，このときの熱のこもった討論を今でも脳裏に刻んでいる。1968年の和田心臓移植事件以来，多くの法学者に強い関心を持たれながらも，その問題性ゆえにタブー視された脳死体からの臓器移植問題は，後に迷走して立法「解決」することになった重いテーマであったが，脳死移植をめぐる医療現場の切実な要求を前に，苦悩の中での熱心な討論は，時期的にも実に意義深いシンポジウムであった。奮闘して司会を務められた唄教授の姿を，今でも思い出す。また，このころから，看護職の固有の地位と法的責任が積極的に論じられるようになり，「アメリカのNurse Practitionerにみる医療業務と責任の再配分」(1983年第

---

(5) 唄・前出注(2)208頁。

13回）がテーマとして選ばれ，看護関係者が医事法学に関心を示し始めたほか，「カルテは誰のものか」という議論が高まり，「医療上の諸記録をめぐる諸問題」（1984年第14回）が議論され始めたことにより，医事法が，国民の身近な問題として関心を引くようになった。

　4　以上の「第1期：基盤構築期」の研究成果を挙げれば，先に挙げた唄教授の含蓄深い『医事法学への歩み』を嚆矢として[6]，日本医事法学会のこれまでの議論の記録（それらは，ジュリストおよび法律時報を中心に掲載されてきたものである）をまとめた『医事法学会叢書』全5巻（1986年・日本評論社）に凝縮されている。同叢書は，第1巻『医師・患者の関係』，第2巻『医療行為と医療文書』，第3巻『医事紛争・医療過誤』，第4巻『医療の制度と保障』，第5巻『医療と生命』と題してそれぞれまとめられている。しかし，理論的にみると，医師・患者間の中心的役割として「患者の承諾」，さらに進んで「インフォームド・コンセント」の法理ないし「患者の自己決定権」が（課題はあるとはいえ）一定の地位を占め始めたこと，そして「医と法の対話」が始まったことが，最も大きな成果であるように思われる。

　また，研究書として，唄孝一編『医療と法と倫理』（1983年・岩波書店）と加藤一郎＝森島昭夫『医療と人権――医師と患者のよりよい関係を求めて――』（1984年・有斐閣）を挙げておかなければならない。前者は，医療と法と倫理，医療におけるプロフェション，医療事故の法的処理，生と死，といったテーマを本格的に論じており，現在にまで通じる医事法の深みを追求している。後者は，第1部「医療と法」において，医療の理念・目的，日本の医療制度，医師に対する法的規制，医師と患者の関係，医学の発展と法的規制，第2部「医療と人権」において，日本の医療を問う（対談），法的問題としての「尊厳死」，臓器移植と法，臨床試験と人権，医療の強制と人権，精神病の治療と人権，第3部「医師の責任と被害者救済」において，医療事故と民事責任，医療事故と刑事責任，被害者救済制度，といった内容をじっくり

（6）　なお，ほぼ同時期に刊行された貴重な書として，松倉豊治『医療過誤と法律』（1970年・法律文化社），大阪府医師会編『医療と法律』（1971年・法律文化社）がある。特に後者では，医師からみた法律，法律家からみた医療，医療と医事法学，医療事故と医療関係法，医療と行政法，医療と税法，医療と民法，医療と民事裁判，医療と刑法，医療と刑事裁判，という内容が収められていることに注目する必要がある。

と論じており，当時の医事法学の射程範囲と学問的水準を示すものである。なお，単著として，宮野彬『安楽死から尊厳死へ』(1984年・弘文堂) が刊行された。

さらに，唄孝一＝成田頼明編・ジュリスト別冊『医事判例百選』(1976年・有斐閣) が刊行され，第1部で医療過誤58件，第2部で医療関係法41件の判例が取り上げられ，解説が付されている。今から見ると，やや不十分な点もあるが，当時としては，医事判例が整理されたことには，意義があると思われる。なお，中山研一＝泉正夫編著『医療事故の刑事判例』(1983年・成文堂) が，民事判例をも取り入れつつ類型毎に刑事判例の分析を行っている。

最後に，医事法の体系を志向する書が出始め，大谷實『医療行為と法』(1980年・弘文堂) が，医事法の基本問題 (医療行為法の周辺，医師の義務，医師と患者の関係，医療過誤と注意義務，診療上の注意義務，医療行為の法的限界，精神科医療と法) を体系立てて分かりやすくまとめた形で公刊されている点に注目したい。さらに，野田寛『医事法上巻』(1984年・青林書院) が第1章の「総説」に続き，第2章の「医療関係者」に相当のスペースを割き，(厳密には第2期「伸展期」にあたるが) 同『医事法中巻』(1987年・青林書院) が第3章で「医療関係施設」，第4章で「医療契約」，第5章で「医療事故」について詳論している点も注目される。ただ，『下巻』が未完となっているのが残念である。

以上のように，これらの研究成果は，体系的にはなお未整備なところがあるとはいえ，第2期の医事法学の発展の礎になっていく。かくして，苦難の誕生から，日本の医事法学は，第1期において，堅実すぎるほど堅実なスタイルで歩み始めたと言える。

Ⅲ　日本の医事法学第2期：伸展期

1　第2期は，学会誌『年報医事法学』が刊行され始めた1985年から2000年までの伸展期ともいうべき時期であり，基本的問題を検討しつつ，実践的諸問題に対して配慮を始めた注目すべき時期である。特に学会誌『年報医事法学』が刊行され始めたことは，医事法が「学」として内外に認知さ

れ始めたことを意味する点で重要であり，また，2000年の第30回日本医事法学会シンポジウムⅢ「医事法学会（界）30年の歩み」において，これまでの総括が行われ，反省と今後のあるべき医事法学について検討が行われたことは，医事法学に何が求められているかを確認する点で重要な意義を有するものであった。

　内容を具体的にみてみよう。第2期の当初は，第1期最後の流れを受け継ぎ，「医療記録・再論」（1985年第15回：年報医事法学1号参照），「医療訴訟と鑑定」（1986年第16回：年報医事法学2号参照），といった実践的テーマが議論された。このころには，弁護士会員も増え始め，医事法が（医療現場の会員を含め）実践的観点から研究され始めた。さらに特徴的なことは，その後，「継続的医療を必要とする老人をめぐる諸問題」（1987年第17回：年報医事法学3号参照），「在宅医療・再論」（1988年第18回：年報医事法学4参照），「精神医療における患者－治療者関係」（1989年第19回：年報医事法学5号参照），「看護の専門性と法的責任」（1993年第23回：年報医事法学9号参照），「医療と医薬品」（1994年第24回：年報医事法学10号参照），といった基本的でありながら，ともすれば議論がおざなりになりがちな問題に焦点を当てて，しかもその射程範囲を広げて議論がなされたことであり，さらに，根本とも言える「医学教育における医事法の位置」（1990年第20回：年報医事法学6号参照）というテーマを取り上げたことである。これらのテーマは，今にして思えば，地味ながら医事法学の裾野を広げる役割を果たしたように思われる。しかし，医事法教育は，まだまだ現在の日本では医学の分野でも法学の分野でもなお不十分なように思われる。

　他方，基礎理論面の検討にウェイトを置いたテーマに目をやると，「インフォームドコンセント」（1991年第21回：年報医事法学7号参照），「インフォームドコンセント〈再論〉」（1992年第22回：年報医事法学8参照），「インフォームドコンセント──実情・理念・法原則──」（2000年第30回：年報医事法学16号参照），といった原点ともいうべきテーマが目を引く。重要性が認識されながらも繰り返し議論されるテーマの典型であろう。それと連動するテーマとして，被験者保護のあり方を模索する「臨床研究」（1997年第27回：年報医事法学13号参照），および意思決定無能力者の場合の代行について探求する「医療上の意思決定の代行」（1999年第29回：年報医事法学15

号参照）は、それを補完する重要なテーマであり、興味深い議論が展開された。また、先にも取り上げた医療過誤の問題が、「医療事故の防止に向けて」（1995年第25回：年報医事法学11号参照）および「医療上の注意義務のあり方」（2000年第30回：年報医事法学16号参照）というテーマで、医療職者の責任追及から事故防止を念頭に置いた議論へと移行しつつあるように思われる。おそらく、医療過誤ないし医療事故の問題は、医事法という観点からすると、このようなトータルな視点の下で論じることが妥当であろう。

さらに、情報化社会を迎え、医療情報への関心と患者の権利意識が高まり始めたことから、「医療情報と患者の人権」（1996年第26回：年報医事法学12号参照）、「医療情報開示——カルテ開示を中心に——」（1998年第28回：年報医事法学14号参照）、といったテーマが関心を集めた。後述のように、この問題は、21世紀になって電子情報化に伴い、さらに重要なテーマになっていく。なお、1996年の第26回大会では、上記シンポジウムと連動して、「公衆衛生と人権」という特別講演（大谷藤郎氏）が行われ、らい予防法廃止の歴史的経緯が人権問題として語られたことを看過してはならない（年報医事法学12号参照）[7]。ハンセン病患者に関する問題は、医事法学上の重要課題であると同時に原点のひとつであることを自覚しなければならない。

最後に、2000年の第30回大会で「医事法学会（界）30年の歩み」（年報医事法学16号参照）というテーマでシンポジウムが開催されたことは、それまでの医事法学（界）を回顧・点検する意味で、実に意義深いものであった。討論では、医事法学の有する社会的性格からして、学会内での議論にとどまらず、もう少し外に向かって発言することが要求として出されたことが印象深い。おそらく、国民が悩む医療をめぐる具体的諸問題について、法制度改革を含めて積極的提言をしてほしいという希望であろう。また、医事法学の方法論への問題提起もなされた。これらは、医事法学に課された重い課題である。

　2　以上のような第2期の医事法学会の動向と連動して、個別の研究の蓄積も進んだ。町野朔『患者の自己決定権と法』（1986年・東京大学出版会）、

---

(7) この時期は、患者の人権が正面に据えられた時期でもある。例えば、池永満『患者の権利』（1994年・九州大学出版会）参照（同書は、その後も版を重ねている）。

唄孝一『臓器移植と脳死の法的研究——イギリスの25年——』（1988年・岩波書店），同『脳死を学ぶ』（1989年・日本評論社），同『生命維持治療の法理と倫理』（1990年・有斐閣），米田泰邦『医療行為と刑法』（1985年・一粒社），同『医事紛争と医療裁判』（1993年・成文堂），石井美智子『人工生殖の法律学』（1994年・有斐閣）は，それぞれのテーマについて深く掘り下げた研究書であり，この時期の医事法研究のレベルの高さを示す。医事法に関する共著の論文集では，唄孝一＝石川稔編『家族と医療——その法学的考察——』（1995年・弘文堂）が家族と医療をめぐる多様な問題を比較法的観点も含めて興味深くレベルの高い議論を展開している。その他，河原格『医師の説明と患者の同意——インフォームド・コンセント法理の日独比較』（1998年・成文堂），中山研一『安楽死と尊厳死——その展開状況を追って——』（2000年・成文堂）等の有益な研究書が刊行された。

なお，1997年に「臓器移植に関する法律」（＝臓器移植法）が成立したが，当然ながら，その前後にこの問題に関する多くの著書・論文が公表された。ここでは，唄・前出『臓器移植と脳死の法的研究』および同・前出『脳死を学ぶ』のほか，中山研一『脳死・臓器移植と法』（1989年・成文堂），同『脳死論議のまとめ——慎重論の立場から——』（1992年・成文堂），同『脳死移植立法のあり方』（1995年・成文堂），齊藤誠二『脳死・臓器移植の議論の展開——医事刑法からのアプローチ——』（2000年・多賀出版）を挙げておきたい。以上のような個別問題の徹底した掘り下げは，医事法の「学的性格」を深化させる役割を果たしたと言える。

3　また，医事法の体系化の試みも始まる。例えば，植木哲『医療の法律学』（1998年・有斐閣）は，第1章：医療の法律学——統合的医事法の方法，第2章：紛争（解決）の法律学——医療紛争の実態と解決方法（日本，アメリカ，ドイツ），第3章：意識の法律学——（歯科）医師のタテマエとホンネ，第4章：ムンテラの法律学——医学・医療の伝統と反省，第5章：カルテの法律学——診療録と医療情報，第6章：医薬品の法律学——薬害と製造物責任，第7章：疫学の法律学——薬害・公害における因果関係，第8章：薬事行政の法律学——薬の安全性と国の危険管理，第9章：被害の法律学——予防接種の強制と被害，第10章：バイオ・メディカルの法律学——先端医療・脳死・臓器移植，第11章：告知の法律学——癌告知と説明義務，第12章：ターミ

ナル・ケアの法律学——東海大学判決と尊厳死・安楽死，という章立てである（なお，2003 年に第 2 版，2008 年に第 3 版が刊行されている）。方法論を意識した，かなり工夫が見られる体系であるが，刑事法の部分に弱みを残す。

　これに対して，共著として，宇都木伸＝平林勝政編『フォーラム医事法学』（1994 年・尚学社）は，第 1 章：望まない妊娠・健常児出産事件にみる損害賠償請求の可否とその範囲，第 2 章：精神医療と法，第 3 章：臓器移植，第 4 章：在宅医療，第 5 章：死をめぐる法的問題，第 6 章：医療スタッフに対する法的規制，第 7 章：医療施設，という内容を収める。コンパクトな章立ての中にも，問題の核心を衝いた論述が目立つが，抜け落ちている部分もある。

　また，大野真義編『現代医療と医事法制』（1995 年・世界思想社）は，第 1 章：医師・医療従事者と医事関係法規，第 2 章：医師・医療従事者と患者との法的関係，第 3 章：医療情報と医師の秘密保持義務，第 4 章：インフォームド・コンセントと患者の自己決定権，第 5 章：医療事故に対する民事責任，第 6 章：医療事故に対する刑事責任，第 7 章：医療事故訴訟の方法と実態，第 8 章：死の概念と判定，第 9 章：異常死体に対する法的措置と脳死判定基準，第 10 章：臓器移植をめぐる法的・社会的課題，第 12 章：安楽死と尊厳死と医療拒否，第 13 章：生殖補助行為（技術）と受精卵・初期胚に対する法的保護，第 14 章：医療技術の進歩と家族法，第 15 章：HIV 感染者・エイズ患者に対する取扱い，第 16 章：優生保護法・精神保健福祉法における医療と強制，第 17 章：倫理委員会と法的責任，第 18 章：医療と社会保障，終章：医の倫理と医療の現実，という内容を収める。本書は，論じるべき項目をかなり網羅している点で意義深いが，全体としては個々の論文を集めた性格に近い書と言える。

　さらに，前田達明＝稲垣喬＝手嶋豊『医事法』（2000 年・有斐閣）は，第 1 部：医療と法——総論的考察において，第 1 章：序説（特に，医事法制から医事法へ，患者保護の必要性と医事法の特徴，医事法の方法について論じる），第 2 章：患者の権利に関する動向，という項目を扱い，第 2 部：医療と国家・国民において，第 1 章：医療受給権の保障，第 2 章：医療・衛生行政の主体と組織，第 3 章：医療関係施設と医療計画・救急医療機関，第 4 章：医療関係者の資格要件と業務規制，第 5 章：医薬品・医療用具・医療機器等の規制

と安全性の確保など，第6章：健康危機管理としての予防法並びに国際保健医療協力，第7章：地域保健等と学校保健，第8章：医療と憲法問題，という項目を扱い，第3部：医療と刑事規制において，第1章：生命・健康と刑法，第2章：死体の取扱い，第3章：臓器移植の規制，第4章：人格権，第5章：医療と刑事規制，という項目を扱い，第4部：医師と患者の関係──民事法上の諸問題において，第1章：医療契約，第2章：生殖補助医療による出生子をめぐって，第3章：診療過誤，という項目を扱う。後者は，やや煩雑な配列になっている。いずれにせよ，これらから，医事法において論じるべき重要項目ないし体系が，ある程度看取できる。本書は，第2期を代表する体系書と言えよう。

なお，1986年に法と精神医療学会が別途設立され，精神医療の問題はそこで主に議論されるようになった[8]。また，1989年に日本生命倫理学会が誕生して，生命倫理と医事法との関係も少しずつ認識され始め，石原明『医療と法と生命倫理』(1997・日本評論社，同書はその後も版を重ね，2006年に第4版となっている)，中谷瑾子『21世紀につなぐ生命と法と倫理』(2000年・有斐閣) が刊行されたこと，刑事法の観点から医事法を捉える傾向も出始め，加藤久雄『医事刑法入門』(1996年・東京法令)，齊藤誠二『医事刑法の基礎理論』(1997年・多賀出版) が刊行されたこと，そして臨床医の側からも，塚本泰司『医療と法──臨床医のみた法規範──』(1999年・尚学社) が刊行されたことも付記しておきたい。これらは，医事法の基盤が広がったことを示すものと言えよう。

4　さらに，1989年に　唄孝一＝宇都木伸＝平林勝政編『医療過誤判例百選』(有斐閣) が前出『医事判例百選』以後の医療過誤判例80件をセレクトして刊行された。そして，1996年には，同編『医療過誤判例百選（第2版）』となり，第二次世界大戦後から1995年末までの50年間の医療過誤判例100件がセレクトされて刊行された。このことは，当時，医療過誤が医事法の領域の相当部分を占めていることを示している。なお，前出・中山研一

---

(8)　精神医療の問題については，1987年創刊の学会誌「法と精神医療」(成文堂刊) 参照。なお，この時期，平野龍一『精神医療と法──新しい精神保健法について──』(1988年・有斐閣)，大谷實『精神保健福祉法講義』(1996・成文堂) 等が刊行されている。

＝泉正夫編著『医療事故の刑事判例』が新たな判例・項目を加えて1993年に第2版となった。医事法の分野でも，判例の集積が進み，それが医事法学の展開にも大きく影響を及ぼし始めたと言えよう。とりわけ，輸血拒否に関して2000年に出された東大医科研病院事件最高裁判決（最判平成12・2・29民集54巻2号582頁）は，輸血拒否権を憲法13条の人格権として位置づけて肯定しただけに，そのインパクトは，強いものがあった。

　以上のように，第2期は，質・量ともに，日本の医事法学が著しい伸展を遂げた時期であった。しかし，2000年には，「ヒトに関するクローン技術等の規制に関する法律」（いわゆるヒト・クローン技術等規制法）が成立し，その前後にこれに関する論文がかなり公表されたほか，各種の新規医療技術への対応のため，様々なガイドラインが作られ（いわゆるミレニアム・ガイドライン），医事法学も，その波にどう対応すべきか，という課題を背負って21世紀を迎えることになる。

Ⅳ　日本の医事法学第3期：成熟期

　1　第3期は，21世紀に入ってから現在に至るまで，医療現場が抱える実践的諸問題を学問的にどのように位置づけて問題解決を図るか，という視点から多様な検討・研究が行われている成熟期ともいうべき時期である。いわゆる「ポストゲノム社会」を迎え，先端医療技術をめぐる諸問題への対応，医療事故へのトータルな対応，高齢社会が抱える医療問題への対応等を射程に入れつつ，医事法の深化と体系化が行われつつある時期とも言えよう。

　21世紀最初の日本医事法学会シンポジウムのテーマは，「医療・医学研究における規制のあり方——多数の指針の策定に照らして——」（2001年第31回：年報医事法学17号参照）であった。2000年に出されたいわゆるミレニアム・ガイドラインをはじめ，文部科学省・厚生労働省・経済産業省による「ヒトゲノム・遺伝子解析研究に関する倫理指針」（いわゆる3省指針）等の「ガイドラインラッシュ」を前にして，医事法（学）がいかなる役割を果たしうるかを問うという意味で，まさに21世紀の冒頭に，そして第3期の医事法学の展開に相応しいテーマであったと思われる。同時にそれは，生命倫理と医事法の関係を問う内容でもあった。しかし，そこでは，必ずしも明確

な方向性は出ず，課題として残った（後述）。

その後，富山県射水市で起きた人工延命治療打切り事件（現在，検察段階で捜査中）や川崎協同病院事件判決（第1審：横浜地判平成16年3月25日判例タイムズ1185号114頁，第2審：東京高判平成19年3月25日判例タイムズ1237号153頁：上告中）等が大きな社会的関心を集め，終末期医療に関して公的ルール作りが求められる中，厚生労働省「終末期医療の決定プロセスに関するガイドライン」（2007年5月）が出され，さらに医学界でも日本救急医学会「救急医療における終末期医療に関する提言（ガイドライン）」（2007年9月）や日本医師会「終末期医療に関するガイドライン」（2008年2月）も出されるに及び，2008年度のシンポジウム「終末期医療のルール化」（第38回：年報医事法学24号参照）では，ガイドラインの医事法的意義が具体的な形で問題として取り上げられた。そこでは，公的ガイドラインと医療現場とのギャップ，立法化とガイドラインとの関係，さらには公的ガイドラインと医学界のガイドラインとの関係等が多角的に検討された。私も企画・司会と報告を行ったが，まさに医事法学ならではの検討手法により，課題の析出と共有化がかなりできたと思われる。

また，シンポジウム「医療事故と防止システム」（2002年第32回：年報医事法学18号参照）では，第2期の後半に続き，医療事故の防止システムについて有益な議論が展開された。そして，福島県立大野病院事件における「医師逮捕」とその過剰な対応に反発する医学界・医師会の攻防で，医療事故と（刑事）司法との関係についてさらに問題意識が高まったこともあり，これに関連するテーマは，2007年度のシンポジウム「医療事故と刑事責任」（第37回：年報医事法学23号参照）でも取り上げられた。このシンポジウムでは，医師および弁護士のほか，医療事故の被害者も参加し，過失犯の専門家が刑事事件としての医療過誤と民事事件としての医療過誤の注意義務の理論的区別および過失競合論の問題も射程に入れて論じるという趣向を凝らしたものであった。会場の熱気が凄かったことを思い出す。

なお，2003年度のシンポジウム「いま，医行為を問い直す——静注，気管送管，喀痰吸引……」（第33回：年報医事法学19号参照）では，従来の規制の枠では収まりきれない医行為の限界の諸問題について，とりわけ看護師による静脈注射，救急救命士による気管送管，ホームヘルパーによる喀痰吸引

を素材として，比較法的観点も加えて有益な議論が展開されたことは，医事法学に新たな地平を切り開くものであった。また，2006年度のシンポジウム「医療情報」(第36回：年報医事法学22号参照)では，個人情報保護法全面施行(2005年4月)に伴う医療現場の混乱を解消すべく，IT時代における医療情報の保護と利用(研究利用を含む)をめぐり，興味深い議論が展開された(なお，それに先立ち，ミニシンポジウムとして，「医療情報とプライバシー」(2002年第32回：年報医事法学18号参照)が行われている)。これらのシンポジウムは，日常の医療現場が抱える深刻な問題に医事法学が何とか応えようとする真摯な姿勢の現れでもあった。

さらに，「臓器移植をめぐる今日的問題」(2004年第34回：年報医事法学20号参照)も，その姿勢を受け継ぎつつ，生体臓器移植の問題，脳死臓器移植をめぐる諸問題(承諾要件を含む)，懸案となっている小児の脳死臓器移植の問題等が真摯に議論された。最近(2006年)，宇和島市民病院での生体腎移植事件が表面化しただけに，それを先取りする議論がなされたことは，意義深い。なお，関連文献として，町野朔＝長井圓＝山本輝之編『臓器移植法改正の論点』(2004年・信山社)がある。ちなみに，その後，2009年7月に，臓器移植法は改正され，2010年7月から，臓器提供年齢の撤廃や意思表示方式の大幅変更(「厳格な同意システム」から「拡大された同意システム」(本人が臓器提供を事前に拒否していない以上，家族の同意で提供可とするシステム)に移行することになった。

他方，医療契約の理論的観点を探求したシンポジウム「医療契約を考える──医療事故をめぐって──」(2005年第35回：年報医事法学21号参照)では，医療事故との関係で，比較法的観点も含めて医療契約の本質をめぐり多様な意見(特に患者の権利という側面を重視する見解と準委任契約とする見解)が戦わされた。このような本質論の検討は，現象に振り回されないためにも，重要なものと思われる。

なお，直面する喫緊の問題に対応すべく，ミニシンポジウムとして「法科大学院における医事法教育」(2001年第31回：年報医事法学20号参照)が行われた。また，ワークショップとして，2006年度には「医療事故調査のあり方をめぐって」と，「高齢者医療における代諾手続について」(第36回：年報医事法学21号参照)が取り上げられ，前者では医療事故の届出と医療事

故調査のあり方について，後者では認知症患者等への医療における代諾手続きの問題（成年後見制度を含む）が真摯に議論された。さらに，ワークショップとして，2007年度には「終末期医療」，「代理母――医療として認められるか」，「分娩介助における内診」，および「生体移植」が，2008年度には「医師・医療機関の損害賠償責任の基準について」，および「未成年者の医療における同意」がそれぞれ取り上げられた。これらは，いずれも，21世紀になって，医事法上ますます重要性を帯びたテーマとなっている。

2　個別研究としては，これまでの研究成果をまとめた金川琢雄『医事法の構想』（2006・信山社）が，インフォームド・コンセントの法理，民事過失と医療水準，脳死・臓器移植，医療事故を中心に議論を展開する。また，甲斐克則『安楽死と刑法〔医事刑法研究第1巻〕』（2003年・成文堂），同『尊厳死と刑法〔医事刑法研究第2巻〕』（2004年・成文堂），同『被験者保護と刑法〔医事刑法研究第3巻〕』（2005年・成文堂）は，比較法研究を踏まえた医事刑法の観点から，人間存在の本質ないし「人間の尊厳」の重要性を自覚しつつ，安楽死，尊厳死および被験者保護の問題が比較法的観点をも踏まえて論じられている。この医事刑法研究シリーズは，当分続く予定である。また，上田健二『生命の刑法学』（2002年・ミネルヴァ書房）は，中絶，安楽死，自死の権利を扱う。なお，甲斐克則『医事刑法への旅Ⅰ』（初版は2004年・現代法律出版，新版は2006年・イウス出版）は，医事刑法総論，医事刑罰法規の体系，治療行為，輸血拒否，人体実験・臨床試験，医療事故，薬害，安楽死，医師による自殺幇助，尊厳死，重度障害新生児の処置，といった項目を扱う。①「人格（権）の尊重」と「人間の尊厳」，②法によるチェックと法に対するチェック，③患者の自己決定権とメディカル・パターナリズムの調和，④「疑わしきは生命の利益に」，⑤メディカル・デュープロセス，という5つの基本原理を根底に据えている点が特徴である。

医療事故の分野では，畔柳達雄『医療事故と司法判断』（2002年・判例タイムズ社）が，長年の実務体験に基づき，詳細な判例分析・研究を行い，稲垣喬『医事訴訟入門』（2003年・有斐閣）が，やはり長年の弁護士実務経験に基づき，医療事故訴訟に特化した入門書となっている。他方，我妻堯『鑑定からみた産科医療訴訟』（2002年・日本評論社）は，長年の産科医および鑑定人の経験に基づき，日本医事法学会の発展にも貢献された著者の識見がい

かんなくまとめられたものである。また，飯田英男＝山口一誠『刑事医療過誤』（2001年・判例タイムズ社），飯田英男『刑事医療過誤Ⅱ』（2005年・判例タイムズ社，増補版は2007年）は，公刊物不登載の刑事判例を含めてまとめた貴重な研究資料となっており，吉村貞子『アメリカにおける医療過誤と看護婦の責任』（2002年・北大図書刊行会）は，アメリカ法を素材に看護職の過誤責任を分析する。さらに，共同研究として，伊藤文夫＝押田茂實編『医療事故紛争の予防・対応の実務——リスク管理から補償システムまで——』（2005年・新日本法規）は，比較法的知見に基づいた分析による，医療事故防止に向けた興味深い書である。なお，関連する重要な問題としての検死制度に本格的に取り組む研究として，福島至編『法医鑑定と検死制度』（2007年・日本評論社）を挙げておく。

　医療情報の問題は，この第3期において重要な内容となっており，開原成充＝樋口範雄編『医療の個人情報保護とセキュリティ——個人情報保護法とHIPAA』（初版2003年・第2版2005・有斐閣），増成直美『診療情報の法的保護の研究』（2004年・成文堂）等が公刊されている。自己情報コントロール権は，今や医事法学の共通概念になっている。また，共同研究として，時代を反映して遺伝の問題を扱うものに，和田幹彦編著『法と遺伝学』（2004年・法政大学出版局）と甲斐克則編著『遺伝情報と法政策』（2007年・成文堂）がある。前者は多様な専門家が論じたものであり，後者は，憲法，法哲学，医事法，家族法，刑法，心理学の専門家が比較法的観点から（特にアメリカ，アイスランド，ドイツの議論を中心に）遺伝情報の保護と適正利用（法制度を含む）の問題を論じる。また，山本龍彦『遺伝情報の法理論』（2008年・尚学社）は，憲法学の観点から，アメリカの遺伝子例外主義と反遺伝子例外主義の論争を分析しつつ，遺伝情報および遺伝子プライバシーの法的位置づけを模索する力作である。なお，遺伝情報に特化したわけではないが，宇都木伸＝菅野純夫＝米本昌平『人体の個人情報』（2004年・日本評論社）は，多様な専門家が人体の有する個人情報をめぐる諸問題を興味深く論じている。さらに，齋藤有紀子編『母体保護法とわたしたち』（2002年・明石書店）は，重要であるにもかかわらずあまり正面から論じられない人工妊娠中絶の問題を多角的に論じた好著となっている。

　小児医療にも医事法的研究の目が注がれるようになりつつあるが，家永登

『子どもの治療決定権――ギリック判決とその後』（2007年・日本評論社）は，「成熟した未成年者の原則」に言及するイギリスのギリック判決とその後の動向を家族法を基軸として丹念に分析・検討した書であり，小山剛＝玉井真理子編『子どもの医療と法』（2008年・尚学社）は，他分野の法学者等が，比較法的知見を交えて小児医療の法的問題を探究する。

研究対象の広がりは続く。大島俊之『性同一性障害と法』（2002年・日本評論社）は，性同一性障害の問題を正面から取り上げ，法改正に結び付ける役割を果たした。丸山英二編『出生前診断の法律問題』（2008年・尚学社）は，出生前診断の問題を比較法的分析および日本の状況・制度分析に基づく研究書である。また，新井誠編『成年後見と医療行為』（2007年・日本評論社）は，高齢化社会を迎えて成年後見制度と医療行為がどのように関わるかを入念に検討した貴重な業績である。さらに，城下裕二編『生体移植と法』（2009年・日本評論社）は，これまで必ずしも十分に研究されてこなかった生体移植の法的諸問題を国内外の分析に基づいてまとめた貴重な書である。なお，治療行為の刑法的考察を行った小林公夫『治療行為の正当化原理』（2007年・日本評論社），医学研究と利益相反にメスを入れる三瀬朋子『医学と利益相反』（2007年・弘文堂），家族法の視点から生殖補助医療およびDNA親子関係の問題を慎重に分析する松川正毅『医学の発展と親子法』（2008年・有斐閣）も刊行され，医事法研究の裾野が広がった。

また，広く生命倫理を射程に入れて論じるものとして，それまでの研究をまとめた中谷瑾子『続・21世紀につなぐ生命と法と倫理――生命の終期に至る諸問題――』（2001年・有斐閣）のほか，生命倫理法案を呈示する総合研究開発機構＝川井健共編『生命科学の発展と法――生命倫理法試案――』（2001年・有斐閣）および同『生命倫理法案――生殖医療・親子関係・クローンをめぐって』（2005年・商事法務）がある。とりわけ後者は，立法提言であるだけに，今後の医事法のモデルのひとつになりうるように思われる。さらに，樋口範雄編『ケース・スタディ　生命倫理と法』（2001年・有斐閣），樋口範雄＝土屋裕子編『生命倫理と法』（2005年・弘文堂）は，医療の法化現象に対応すべく書かれたものである。その他，龍谷大学「遺伝子工学と生命倫理と法」研究会編『遺伝子工学時代における生命倫理と法』（2003年・日本評論社）は，日独共同シンポジウムの成果である。しかし，これらの研究にお

いては，生命倫理と法との関係が必ずしも十分に解明されていない。これに対して，ホセ・ヨンパルト＝秋葉悦子『人間の尊厳と生命倫理・生命法』（2006年・成文堂）は，人格主義的生命倫理に基づく「人間の尊厳」を根底において具体的諸問題について本格的なアプローチを行っており，この問題の深化が探究されている。なお，飯田亘之＝甲斐克則編『終末期医療と生命倫理』（2008年・太陽出版）は，法学・哲学・倫理・医学の専門家が，生命倫理と法の架橋を終末期医療に焦点を当てて諸外国の動向も踏まえつつ論じた書であり，町野朔＝辰井聡子編『ヒト由来試料の研究利用──試料の採取からバイオバンクまで──』（2009年・上智大学出版）は，バイオバンク制度の海外調査を踏まえて，生命科学と生命倫理と法の関係に鋭く迫る書である。

　さらに，精神科医療の領域での研究成果として，横藤田誠『法廷のなかの精神疾患』（2002年・日本評論社）は，アメリカ法における精神医療の問題を憲法学的観点から分析・検討した貴重な業績である。また，「心神喪失等の状態で重大な他害行為を行った者の医療及び観察等に関する法律」（＝心神喪失者等医療観察法）が2003年に成立したが，これをめぐる研究として，町野朔編『精神医療と心神喪失者等医療観察法』（2004年・有斐閣），町野朔＝中谷陽二＝山本輝之編『触法精神障害者の処遇』（2005年・信山社，2007年増補版），中山研一『心神喪失者等医療観察法の性格──「医療の必要性」と「再犯のおそれ」のジレンマ──』（2005年・成文堂），同『心神喪失者等医療観察法案の国会審議──法務委員会の質疑の全容──』（2005年・成文堂）が刊行されている。精神医療と刑法の交錯する問題だけに，評価は分かれる。さらに，中谷陽二編集代表『精神科医療と法』（2008年・弘文堂）は，第1部：刑法・少年法と精神医学，第2部：医療観察法と治療，第3部：精神科臨床と法律，という構成の中でそれぞれ多様な論文が寄せられた高水準の論文集である。

　3　体系的なものとして，宇都木伸＝塚本泰司『現代医療のスペクトル　フォーラム医事法学Ⅰ』（2001年・有斐閣）は，第1編：医療制度において，第1章：医療施設に関する制度，第2章：費用に関する制度，第3章：医師の行為に対する刑事法的規制，第4章：医師の行為に対する行政法的規制，という項目を論じ，第2編：出生に関する法的問題において，第5章：出生の抑制，第6章：望まない妊娠・出産を回避する選択，第7章：生殖補助医

療をめぐる問題，という項目を論じ，第3編：特殊な医療状況において，第8章：臨床研究，第9章：精神医療と法，第10章：感染症：エイズ，という項目を論じ，第4編：人の死に関する法的問題において，第11章：脳死と臓器移植，第12章：末期医療と告知，第13章：安楽死と尊厳死，という項目を論じている。重要な基本問題がほぼ論じられており，医事法学の体系化に資するところが大きいが，医療事故の問題は扱われておらず，続編が待たれる。

また，単著として，手嶋豊『医事法入門』（初版は2005年・有斐閣，第2版は2008年）は，第1章：医事法総論（医事法と生命倫理・倫理委員会，患者の権利，医師と患者の関係を含む），第2章：医療関係者の資格と業務，第3章：医療提供体制，第4章：診療情報の保護，第5章：感染症対策および保護法規，第6章：人の出生に関わる諸問題，第7章：医学研究と医薬品をめぐる問題，第8章：人組織と遺伝子・性の決定をめぐる問題，第9章：医療事故をめぐる問題，第10章：脳死問題と臓器移植，第11章：終末期医療，第12章：特別な配慮を必要とする患者，といった項目を内容とする。コンパクトな入門書ながら，現在の医事法学の水準を示す書である。

これに対して，共著として，甲斐克則編『ブリッジブック医事法』（2008年・信山社）は，事例を設定して，それを解く方式で論述するという，まさに医事法教育に特化した教科書である。第1講：医事法の意義と基本原理，第2講：医療制度と行政規制，第3講：医療行為と刑事規制，第4講：インフォームド・コンセント，第5講：医療情報，第6講：治療行為，第7講：人体実験・臨床試験，第8講：医療事故と医療過誤（民事），第9講：医療事故と医療過誤（刑事），第10講：医療事故と届出義務・被害者救済，第11講：薬害，第12講：安楽死，第13講：尊厳死，第14講：臓器移植，第15講：人工妊娠中絶，第16講：生殖補助医療，第17講：クローン技術，第18講：遺伝をめぐる医療，第19講：ヒト由来物質の利用，第20講：小児医療，第21講：精神科医療の基本原理と関連法制度，第22講：精神科医療と損害賠償，という構成になっている。これで，医事法が扱うべき内容がある程度出揃ったといえよう。なお，類書として，久々湊晴夫＝旗手俊彦編『はじめての医事法』（2009年・成文堂）がある。

さらに，必ずしも体系書とはいえないが，医事法の重要な概説書として，

樋口範雄『医療と法を考える——救急車と正義』（2007年・有斐閣）および同『医療と法を考える——終末期医療ガイドライン』（2009年・有斐閣）を挙げておかなければならない。前者は，序章：「Why＝なぜ」で始まる医事法入門，第2章：医師・患者関係の性格，第3章：倫理委員会，第4章：医師の資格と処分——医師になるために，医師であるために，第5章：医師の応召（応招）義務・診療義務，第6章：対面診療から遠隔医療へ——医師法20条，第7章：医行為・医業独占と業務の縦割り——医師法17条，第8章：医療事故と警察届出・刑事司法——医師法21条，第9章：医師の守秘義務と例外，第10章：個人情報保護法と医療，第11章：救急車と正義，補章：医療の課題と3人の法律家，という構成になっている。また，後者は，第1章：臨床研究——インフォームド・コンセントと倫理委員会，第2章：ヘルシンキ宣言を読む，第3章：予防接種被害と救済，第4章：人工生殖で生まれた子の親子関係，第5章：終末期医療とプロセス・ガイドライン，第6章：出生と中絶，第7章：人体試料と法の考え方，第8章：医療過誤訴訟(1)——アメリカの場合，第9章：医療過誤訴訟(2)——日本の場合，第10章：医療過誤訴訟(3)——インフォームド・コンセント訴訟，第11章：さまざまな課題，第12章：医療と法——法のあり方再考，という構成になっている。その他，関連書として，田中圭二『法医学と医事刑法』（2002年・成文堂），畔柳達雄＝児玉安司＝樋口範雄編『医療の法律相談』（2008年・有斐閣），吉田謙一『事例に学ぶ法医学・医事法（改訂版）』（2008年・有斐閣，初版は2007年）を挙げておく。

　なお，ロースクールでの医事法の教材として，実務家と研究者で書かれた浩瀚な加藤良夫編『講義医事法』（2005年・民事法研究会）も刊行された。同書は，第1章：患者の人権，第2章：医療契約，第3章：医療過誤訴訟，第4章：生命倫理，第5章：医事法制，第6章：医事刑法，第7章：医療政策・医療制度，という具合に幅広い内容が盛り込まれているが，体系性は必ずしも追求されていない。

　いずれにせよ，いよいよロースクール時代での医事法教育（相当数の法科大学院が医事法ないしそれに類する科目を設けている）も始まったことから，新たな視点での医事法学が今後生まれるかもしれない。例えば，岩志和一郎＝増井徹＝白井泰子＝長谷川知子＝甲斐克則『講義　生命科学と法』（2008

年・尚学社）は，早稲田大学ロースクールでの講義に基づいて，医事法の周辺の生命科学と法の関わりを法学，生命科学，社会心理学・生命倫理，医学の専門家が口語調で論じた教科書であり，斬新である。

注目すべきは，医事法に力点を置いた記念論文集として，湯沢雍彦＝宇都木伸編集代表・唄孝一先生賀寿祝賀論集『人の法と医の倫理』（2004年・信山社）には，22編の論文が寄せられ，医事法学の深化が如実に看取されるほか，古村節男＝野田寛編集代表『植木哲先生還暦記念　医事法の方法と課題』（2004年・信山社）には，39編の論文が寄せられていることである。紙数の関係で個別の論文を取り上げることはできないが，医事法研究の層の厚さが窺え，第3期の成熟ぶりを示す。

4　医事法関係の判例の展開については，宇都木伸＝町野朔＝平林勝政＝甲斐克則編『医事法判例百選』（2006年・有斐閣）が，これまでの上記『百選』を一新し，医事法の体系性を意識して，民事・刑事・行政事件の判例のうち，「Ⅰ　医療制度」として，(1)医療関係者の身分法が8件，(2)医療施設・システムが6件，「Ⅱ　医療情報関連」として，(1)診療録・診断書が4件，(2)訴訟法上の情報の扱いが3件，(3)プライバシー・名誉毀損が3件，「Ⅲ　医療行政・薬事行政」が7件，「Ⅳ　精神医療」が6件，「Ⅴ　生殖関係」が3件，「Ⅵ　死亡・移植」が4件，「Ⅶ　遺体・人由来物質」が3件，「Ⅷ　臨床試験」が5件，「Ⅸ　医療過誤」として，(1)説明義務と同意が17件，(2)因果関係が9件，(3)注意義務・過失が5件，(4)チーム医療が3件，(5)在宅医療が3件，(6)患者ケア・病院管理上の過失が6件，(7)診療拒否が2件，(8)医師以外の者の過失が6件，(9)その他が2件，「Ⅹ　その他」が3件，以上の108件（さらに「古典的」代表判例（コラム形式）10件）を整理・分類し，検討している。この編集に携わった者の1人として，この整理・分類は相当に苦労して行ったことを付記しておきたい。この作業は，判例が重要度を増している現在，今後の医事法学の発展に寄与するものであることを祈念する。

なお，最後に，一連の薬害エイズ事件の総括的資料として，東京HIV訴訟弁護団編『薬害エイズ裁判史』全5巻（2002年・日本評論社）が刊行されたことは，医事法学における薬害の問題性を自覚させるうえで意義深いものであることを付記しておきたい。また，比較医事法研究の一環として，貴重な翻訳書も刊行されている。ロバート・B．レフラー（長澤道行訳）『日本の

医療と法——インフォームドコンセント・ルネッサンス』(2002年・勁草書房),M. ホール＝I. エルマン＝D. ストラウス(吉田邦彦訳)『アメリカ医事法』(2005年・木鐸社),B. ダイヤモンド(柳井圭子＝岡本博志訳)『看護の法的側面(第4版)』(2006年：ミネルヴァ書房),ペーター・タック(甲斐克則編訳)『オランダ医事刑法の展開——安楽死・妊娠中絶・臓器移植』(2009年・慶應義塾大学出版会)を挙げておく。

　以上のように,成熟期としての第3期は,まだその途上であり,その先にいかなる展開が待っているか,それどころか,そもそも「成熟期」と命名してよいのか,なお予断を許さない。後世の評価を待つほかない。

V　日本の医事法学の課題と展望

　1　さて,最後に,以上の回顧を踏まえて,日本の医事法学の課題を示し,若干の展望を論じることにしたい。

　第1は,「学」としての医事法学の方法論がまだ不十分だという点である。これまでみてきたように,主たる研究業績は,既存の実定法の枠組みで得られたものが多い。それは,一面でやむをえないことであったかもしれないし,別の見方をすれば,いわゆる原理論の不十分さから来るものかもしれない。しかし,既存の分野(例えば,民法,刑法,公法,社会法等)の法学方法論だけで医事法学を論じるには,次々と迫り来る事態に対応できない。このような個別法分野によるセクト的医事法(sektorales Medizinrecht)から脱却して,統合的医事法(integratives Medizinrecht)を創出すべきであるという提言がドイツのアルビン・エーザー博士(マックス・プランク外国・国際刑法研究所名誉所長)からなされており[9],日本でも支持者がいる[10]。私自身も,エー

---

(9)　Vgl. *Albin Eser*, Von sektoralem zu integrativem Medizinrecht, in *Albin Eser/ Hanjörg Just/Hans-Georg Koch* (Hrsg.), Perspektiven des Medizinrechts, 2004, S. 247ff.; ders., Perspektiven des Medizin (straf) rechts, in Wolfgang Frisch (Hrsg.), Gegenwartsfragen des Medizinstrafrechts. Portugiesisch-deutsches Symposium zu Ehren von Albin Eser im Coimbra, 2006, S. 9ff.〔本書31頁以下参照〕. Vgl. auch *Hans-Georg Koch*, Herausforderungen an ein zukunftiges integratives Medizinrecht. Uberlegungen zum Stelenwert des Medizinrechts in Ausbildung, Lehre und Forschung, in *Eser/ Just/ Koch* (Hrsg.), Perspektiven des Medizinrechts, S. 257ff.

ザー博士に長年ご教示をいただいただけに，その主張の真意はよく理解できるし，この方向性は回避できないものと考える。なぜなら，基本原理がなければ，新たな現象に振り回され，「学」としての性格を失う懸念があるからである。他方，宇都木伸教授は，このような動向に理解を示されつつ，「その原理のケルンとなるべき基本概念がいま大きく揺れているように思われる」という理由から，これにやや慎重な態度であり，新しい「これらの，内的に深く関連する諸問題を原理的に整序するためには相当な思想的筋力を要するものと思われる」[11]，と指摘される。しかし，これを乗り越えなければ，真の「医事法学」の確立はないのかもしれない。これは，国内だけの問題ではないので，比較法的観点，ないし国際的観点からの洞察が必要である。現在でもこれはかなり行われているので，さらにこれを深化させる必要がある。そして，医事法哲学という研究も，今後は必要かもしれない。

　ちなみに，私自身は，医事刑法の基本的視座として，(1)「人格（権）の尊重」と「人間の尊厳」，(2)「法によるチェック」と「法に対するチェック」，(3)「患者の自己決定権」と「メディカル・パターナリズム」の調和，(4)疑わしきは生命の利益に，(5)メディカル・デュープロセス，というものを呈示しているが[12]，これをさらに医事法学全般にも広げて，今後さらに思索を重ねたい。とりわけ医事法は，実践的なものであることが要請されることから，解釈論だけでは不十分な場合がある。特に具体的提言をしていく際に，医学をはじめとする他の分野のメンバーとの共同研究ないし共同作業が必要な場合が多いので，このような視点を踏まえて，実践的提言を共同で行うことが（現在も一部ですでに行われているが），ますます重要となるであろう。

　2　第2に，生命倫理の法化現象に伴い，生命倫理と医事法学の役割分担を考えていく必要がある。法律は万能ではない（とりわけ刑法は最後の手段である）ので，医療・医学の現場においては，それを補完する意味で，繊細な生命倫理規範が必要な場合が多い。医事法学と生命倫理は，相互に敵対し合

---

(10)　植木哲『医療の法律学〔第3版〕』（2008年・有斐閣）1頁以下。また，同・前出注(2)21頁以下参照。なお，エーザー博士が提唱される「統合的医事法」の概念図については，本書43頁参照。
(11)　宇都木・前出注(2)200-201頁。
(12)　甲斐克則『医事刑法への旅Ⅰ〔新版〕』（2006年・イウス出版）3頁以下参照。

うものではなく，相互補完的に役割分担を担うべきである。規制を考える際にも，生命倫理を含めた自主規制→民事規制→行政規制→刑事規制という段階的規制（ソフトローとハードローの適正な組合せ）が望ましい。先に示した「法によるチェック」と「法に対するチェック」という基本原理は，医学と法学の関係を相互にチェックしあうことの必要性を説くものであるが，生命倫理との関係でも，類似のことは言えそうである。

　3　第3は，以上と関連して，若手研究者の育成が重要である。ロースクール時代を迎えて，医療問題に関わる法実務家は着実に増加するであろうし，それ自体も重要であるが，一定層の医事法研究者が育たないと，医事法「学」は廃れゆくであろう。しかも，医療問題を真摯に受け止めて，問題の本質論を認識しつつ，比較法まで射程に入れて，新たな事態に対処していくだけの力量を身に付けた医事法学者を育て続ける必要がある。さもなければ，単に流行を追うだけの学問に成り下がる危険性が常にある。ロースクールでの医事法教育と従来の研究者養成型の医事法教育との両立を図りつつ，これを実現しなければならないであろう。

Ⅵ　結　語

　以上，日本の医事法学の回顧と展望について論じてきたが，荷が重く，なお十分な論証ができていないように思う。冒頭にも述べたとおり，取り上げるべき文献はまだ相当数あるが，本稿では，その性格上，かなり割愛した点に忸怩たるものがある。しかし，このように俯瞰することで，私自身，改めて医事法学の意義ないし本質について考えさせられたところが多い。本稿が特に若手の医事法研究者や生命倫理研究者に何らかの参考になれば，その目的は達成されたものと考えつつ，重い筆を擱くこととする。

＊本稿は，高橋隆雄・浅井篤編『日本の生命倫理：回顧と展望』（2007年・九州大学出版会）240頁以下に掲載した論文に加筆修正を施したものである。転載を許可していただいた九州大学出版会に謝意を表したい。

2　医事(刑)法のパースペクティブ

アルビン・エーザー

甲 斐 克 則　訳
福 山 好 典

I 課題設定と目的設定
II 医事法の展開の回顧
III セクト的医事法から統合的医事法へ
IV 医事刑法の新たな問題領域
V 刑法の退却傾向
VI 刑法の指導的機能と強化機能

I 課題設定と目的設定

　本稿のタイトルの奇異な枠組みによって何が重要であるかに関して驚く人がいるとすれば，それは，私にとっては驚くほどのことではない。すなわち，本稿は，いつもと同じような「医事刑法（Medizinstrafrecht）」についてのみ論じるのではない。また他方で，医療行為に関わる法でもって特徴づけてきたような「医事法（Medizinrecht）」についてのみ論じるのでもない。むしろ本稿は，なるほど，「医事（刑）法（Medizin（straf）recht）」について論じるが，しかしながらその際に，刑法は括弧に入れられる。

　すでにそれによって，ここで，なるほど，重点的に医事刑法が重要とならざるをえないが，このことは，通常重要であるほどに無条件というわけではない。しかし，このような留保は，何なのであろうか。私は，医事刑法の将来にわたり私にとって特に重要と思われるとりわけ２つの現象を取り上げたい。

　ひとつは，刑法，民法，社会法，および公法といった様々な法学上の主要分野によって多かれ少なかれ結び付きのないまま相互に運用されてきた従来のセクト的医事法（sektorales Medizinrecht）を統合的医事法（integratives Medizinrecht）へと発展させるという原則的必然性である。このような包括的医事法においては，当然ながら，医療と関連のある刑法もまた，依然として重要な一言を述べるべきである。しかしながら，刑法は，セクト的独自性の中に存在するのではなく，包括的医事法のひとつの統合的部分としてそうするべきである。そのかぎりで，刑法は，依然として医事法に寄与すべきである。しかしながら，刑法は，もはや独自の医事刑法としてではなく，──「医事（刑）法」という括弧によって示されているように──より大きな全体の一部として医事法に寄与すべきである。私は，第３部においてそのことについて述べることにしよう。

　明確に設定された（刑）法によって示唆されるべき他の現象は，ことによるともっと重要である。すなわち，刑法が長年にわたり医療行為について抜きん出て演じてきた役割は，重要性を減じるように思われることである。しかも，とりわけ，非刑法的規制，それどころか刑法以外のコントロール・メカニズムによってますます押しのけられることによって減じられるように思

われることである。そこには，ただちに誤った展開を見いだすことはできない。しかし，おそらくこのことは，第4部において新たな課題を，そして第5部において医事（刑）法の限界が論じられることになるときに，心に留めておくべきであろう。

しかし，何よりもまず，過去を一瞥することが適切なように思われる。なぜなら，そうしなければ，一定の発展が現実に新たなものであるのか否か，そしてどの程度にそうなのかを評価することはできないからである。

II　医事法の展開の回顧

医の倫理は，長い伝統を振り返ることができ，その際，ここでは紀元前4世紀以来の「ヒポクラテスの誓い」だけを想起すれば足りるが[1]，医事法は，最近になって初めて創られたものであるように思われる。もちろん，民法および刑法の中に医事法の起源があることを推定し，さらに19世紀後半以前に遡る必要がないと主張されるとき，これは，——明らかに広く流布してはいるが——誤った推測であり，何しろ現実に，公法の領域ではそうであったのであり，今日の医事法の前近代的先駆者たちをそこに見いだすことができるのである。なぜなら，ウィーンの医事法学者クリスチャン・コペッツキー（*Christian Kopetzki*）によって再発見されたように[2]，ドイツ語圏では，すでに18世紀に，「医事政策（medizinische Polizey）」という名称の下で定着した科目が存在したのであり，それは，——今日の法医学の意味で理解されるべき「司法薬学（gerichtliche Arzneykunde）」と並んで——中核においてすでに，今日では医事法的なものとして資格づけられるようなすべての問題に専念していたのである。例えば，18世紀末の，2500項目以上を含む有名なクリスチャン・フリードリヒ・ダニエル（*Christian Friedrich Daniel*）の

---

(1) このような医の倫理上重要であるとともに，その成立時および影響史に関して争いのある，ヒポクラテス（およそ紀元前460から370年）の時代に由来するテキストについて，詳細はA. Labisch/N. Paul, Ärztliche Gelöbnisse, in: W. Korff/L. Beck/P. Mikat (Hrsg.), Lexikon der Bioethik, 1998, Band I, S. 249-255 (249f.) 参照。

(2) *Ch. Kopetzki*, Entwicklung des Medizinrechts: Blick über die Grenzen, in: A. Eser/ H. Just/ H.-G. Koch (Hrsg.), Perspektiven des Medizinrechts, 2004, S. 77, 78.

「国家薬学叢書草稿（Entwurf einer Bibliothek der Staatarzneikunde）」を一瞥すれば明らかなように[3]，すでに当時，「医事政策」についての優れた文献がリストアップできたのであり，そこでは，医業と療養所の職務法に紛れて，伝染病の法的撲滅または患者の権利という今日でも通用するトポスのかろうじてひとつが，取り上げられているのである。確かに，そこでは法的観点と倫理的観点と医学的観点とが方法論上明確に区別されていないことが気にかかるかもしれない。しかしながら，この点は，当時まだ医学と国家政策と行政法の境界が流動的であったということから容易に説明することができるであろう。また，そこには，衛生学上の戦略と行政法上の諸原則との間で当時の医事政策学が揺れ動いていたことが表れているともいえる。

　この種の医療職務学（medizinische Berufskunde）は法律学の1分野というより，むしろ医学の1分野と考えられていたことを完全に度外視すると，当時の医事裁判所法上は，医業従事者の公法上の地位が第1次的な問題であり，医療従事者と患者の関係はまだほとんど問題とされていなかった。それゆえ，かの転換期における諸々の一般法において，医師のことがまったく定められていないのも同然であることは，実際のところおそらく驚くべきことではない。これは，近時，ベルント－リューディガー・ケルン（Bernd-Rüdiger Kern）[4]が，1794年の「プロイセン一般ラント法（Allgemeine Landrecht für die preußischen Staaten）」についてさえも確認せざるをえなかった点である——この法典は，ありうべきあらゆる生活事態を約19000もの条項の中に事細かに包摂していることでも知られているが，医師には単に3か所で注意を向けているにすぎず，しかも，それとて，医事法上，今日ではむしろ的外れと思えるような状況を前提とするものなのである。医師は遺言状の作成に適した人物であるものとする（第1編第12章200条），というのがそうである——これは，今日ではむしろ公証人の役割である[5]。さらに，例えば，臣民

---

(3) *Ch. F. Daniel*, Entwurf einer Bibliothek der Staatarzneikunde oder der juristischen Arzneikunde und medicinischen Polizey von ihrem Anfang bis auf das Jahr 1787, 1784.
(4) *B.-R. Kern*, Entwicklung des Medizinrechts: Rückblick und Bestandsaufnahme aus der Sicht des Zivilrechts, in: A. Eser/ H. Just/H.-G. Koch (Hrsg.), Perspektiven des Medizinrechts, 2004, S. 55.
(5) しかし，少なくとも，危急時遺言状の作成（民法典2249条から2252条）に関する

は、「医師、外科医、産科医および助産婦の送迎」を行う義務を負うものとされる（第2編第7章401条）——この特権を経済的観点においても「通常の消費者」から抜きん出ている医師の自己理解の端緒と考える者も、あるいはいるかもしれない。それから、またもやかなり職務法的な規定なのだが、すでにむしろ未来を写し出しているといえるようなものとして、医師は薬局を所有してはならない、医師は医薬品を加工してはならない、という規定が置かれていた（第2編第8章468条、460条）。

民法および刑法において、このように驚くほどに長く広範囲にわたって医師が——そしてそれゆえに患者もまた——等閑視されていたことに鑑みると、1532年のカロリナ刑法典（Constitutio Criminalis Carolina）にますます強い光が当たる。その134条によれば、医師は、「[彼が]医薬品を軽率で無視慮に濫用し、または理由なく、認可なしに医薬品……を自己の管理下に置いた[ことによって]」、ある人を「勤勉さもしくは技術を欠いた」ために、だがしかし「故意によらずにその医薬品で死なせる」場合、処罰されうるのである[6]。本条によって、少なくとも医師による技術上の過誤と濫用的な治療行為への闘いが宣言されているが、その際に、患者の福祉とならんで、すでにその意思までもが視野に入れられるところまではいかなかった。いずれにせよ、この比較的初期の刑法上の保護規定からすると、19世紀の幕開けとともに医師の治療行為と患者の保護利益をめぐる法的な議論が始まるときにその基盤となったのが、民法ではなく刑法であったことが説明できる[7]。その際、医師の行為の正当性を多かれ少なかれ公的である職務法によって根拠づけること[8]から一層距離を置くかぎりで、医学的処置の適法性または違法性を、刑法の領域それ自体についてだけではなく、その他の医事法的な部

　一定の知識については、今日でも病院勤務医が当てにされている。*F. Pflüger*, Krankenhaushaftung und Organisationsverschulden, 2002, S.225 参照。

(6) 　本条では、この他、医薬品の使用に習熟せずにそれを使用する「軽率な人」も処罰される。最後に、本条は、死を意図的に惹起した医師は「故意の謀殺者」として処罰されうることをも明らかにしている。

(7) 　*Kern*（前出注(4)）、S. 57f. 参照。

(8) 　このことをすでに1894年にきっぱりと、しかも——最後に判明するように——完全に拒否するのが、別の理由からも強調されるべきライヒ裁判所刑事判決（RGSt25, 375, 379f.) である。

分領域についても，一般的な刑法上の保護法益に照らして判断するのが自然であることになる。それゆえ，当時——主として医師に向けられていたことから——いわゆる「医師法（Arztrecht）」の大家として，20世紀中頃までに，とりわけエベルハルト・シュミット（*Eberhard Schmidt*），カール・エンギッシュ（*Karl Engisch*），パウル・ボッケルマン（*Paul Bockelmann*）といった刑法学者を見いだしうることは，偶然ではないのである[9]。

しかしながら，こうした医師刑法の主導的役割には，1900年の民法典施行後，民法に定位した医師法が一層強力な競争相手として登場することになった。民法典が医師に明示的に言及することはなくとも，本来刑法上のものである技術過誤概念がただちに債務法に転用されたことによって，損害賠償の可能性が患者に開かれることになったし，同様の損害賠償は説明義務違反についても認められた[10]。この点で，帝国大審院の2つの画期的な判決に言及しないわけにはいかないであろう。ひとつは，1894年5月31日の刑事部判決（RGSt25, 375）である。本判決では，治療行為の正当化には患者の同意が必要であると宣言されることによって，患者の意思の尊重に本質的な重要性が付与されている。もうひとつは，1912年3月1日の民事部の判決（RGZ78, 432）である。本判決は，——少なくとも原則的に——患者の同意が有効となるには医師による説明が要件とされるとし，本件では否定しているものの，説明が欠ける場合について損害賠償義務を排除していない。

このような刑法的および民法的な主要セクトでは，医師の行為の一般的な正当性，患者の保護利益，および逸脱行動がある場合における相応の制裁が特に問題とされるわけだが，これらのセクトとならんで，——一部はこれらと同時並行的に——少なからぬ重要性を有する医事法的な領域が展開されてきた。

このような展開は，ひとつには，例えば，刑法が，安楽死，自殺，断種および人工妊娠中絶という医学的な諸問題に重点的に取り組み，さらには，臓

---

(9) この点について，詳細は *A. Eser*, Beobachtungen zum „Weg der Forschung" im Recht der Medizin, in: A, Eser (Hrsg.), Recht und Medizin. Weg der Forschung, 1990, S.1-24およびそこに挙げられている代表的な医事法文献（S.43-412）ならびに文献目録（423頁から428頁）の最終刷参照。

(10) この点および以下の点については，*Kern*（前出注(4)），S.57f. 参照。

器移植や人体実験，あるいは近年に至り生殖医学や遺伝子工学といった諸問題にまで注意を向けることによって，上述した２つの法的セクトそのものの内部において認められる。特に断種および生殖医学のような部分的に同一の問題領域について，失敗に対する責任，未成年者の場合の同意の特殊性または家族法上の扶養義務が問題とされるときには，民法的な視点から同じことが行われている。もちろん，この点は，治療契約，および医師側での不完全な履行または患者側での報酬支払の拒絶によるありうべき契約違反という本来的な民法上の問題にもいえることである。その間に，これらの領域の大部分において，一部では僅かに関係する「専門家」だけが実際に見通すことができるような，ある種の「特殊解釈学」が形成されてきた。

多かれ少なかれ同時的に刑法および民法の外部で形成されてきた医事法的セクトには，こうした事情がより強く当てはまる。19世紀までの医事法は，上述のように，どちらかといえば公法の分野であったが，それでも，行政法的な医事法は，例えば，薬事法が制定されたこと，情報保護が講じられたこと，医師でない者による医業の認可条件について命令が発されたこと，および公的な保健法のようなものがそもそも初めて創り出されたこと，これらのことが可能になったことで20世紀後半に初めて咲き誇るに至ったといえよう(11)。この事態は，社会法と社会保険法がなければ起こりえなかったに違いなく，これらは明らかに，医事法の中にとどまることなく浸透している(12)。こうして，一方では，確かに，ともかく初めて医療扶助が保障されることにより患者に恵みがもたらされ，そしてまた，社会保険制度によって医師の大部分が生活の基盤を保護されることになるがゆえに，医師にも恵みがもたらされる。しかし，他方で，その際，かつては個人的なものであった医師・患者関係が，ますます濃密に社会法的に覆われることによりいわば「社会化」されてしまうことを，看過してはならない。

(11) その間に実現された状態については，*H.-D. Lippert*, Entwicklung des Medizinrechts aus der Sicht des Öffentlichen Rechts, in: A. Eser/H. Just/H.-G. Koch (Hrsg.), Perspektiven des Medizinrechts, 2004, S. 37, 39ff. 参照。
(12) この点および特に，19世紀の幕開けとともに導入された法律上の健康保険ならびにその医師への恩恵が果たした役割について，詳細は *O. Seewald*, Entwicklung des Medizinrechts aus Sozialrechtlicher Sicht, in: A. Eser/H. Just/H.-G. Koch (Hrsg.), Perspektiven des Medizinrechts, 2004, S. 37, 39ff. 参照。

このような医事法の展開の回顧を完全なものにするには，とりわけ医師の職務法[13]のような他の側面に関する説明も必要であることは否めないものの，示すべきことは，さしあたり明らかになったというべきであろう。すなわち，手近にある特定の個別問題はすべからく，様々な法学上の主要分野から対応されているのである。しかしながら，これによると，図 1（原文 29 頁）からわかるように，医事法が分割されてしまう。すなわち，民法学者が債務法および治療契約の問題に取り組むとともに，治療行為概念，説明と同意，そしてまた過失といった関連する基本問題を民法上の視点から考察するのに対して，刑法学者は，人工妊娠中絶，臨死介助または機密保持という諸問題に取り組むときにも，［治療行為概念などの］部分的に同一の問題を刑法上の視点から捉えがちなのである。あるいは，公法学者が，第 1 次的には認可

図 1：セクト的医事法

民法

債務法
治療契約
治療行為
説明／同意
過失

公法

認可
薬剤コントロール
情報保護
予算

社会法

保険
扶助
世話法

過失
説明／同意
治療行為
人工妊娠中絶
臨死介助
守秘義務

刑法

---

(13) この点について，詳細は *R. Hess*, Richtlinien, Berufständische, in: A. Eser/M. v. Lutterotti/P. Sporken（Hrsg.）, Lexikon Medizin-Ethik-Recht, 1989, S. 943-950, *H. Narr*, Ärztliches Berufsrecht, 15. Ergänzungslieferung 2002.

問題,薬剤コントロール,情報保護および予算問題に気を配るのに対して,社会法学者によると,部分的に同一の問題が保険法と扶助法の視点から論じられるのである。

しかしながら,様々な法律上の各部分分野の視点からなされる医学的な事柄へのこうした取組みには,共通の円心が欠けている。すなわち,個々の部分がばらばらに並存しているのである。かくして,医事法をこのようにセクト的に分解するところにとどまるべきか,という未来の問いが設定されることになる。私の考えは,否,であり,私はこれを簡潔に根拠づけてみたい。なぜなら,従来のセクト的医事法を統合的医事法へ向かって乗り越えることは,当然ながら医事法を——その課題と限界を含めて——さらに展開するためにも根本的に重要性なことだからである。

Ⅲ セクト的医事法から統合的医事法へ[14]

法学的な医師法のセクト的段階においても,比較を踏まえた,完全とまではいえないが共通性のある判断を可能とするような問題設定——例えば,医師による説明と患者の同意という刑法と民法にとって同等の重要性を有する要件はそもそもどのようなものであるのか,あるいはそもそも適法な治療行為はどのように理解されるものであるのか——をすることは,十分に可能であったし,それは今でもそうである。しかしながら,刑法と民法との間でこのような架橋可能な議論が行われることはなかった。この点は,公法と社会法を念頭に置いても同様に確認できることである。すなわち,医事刑法的な問題設定のための新たなセクトが,医業の認可,医薬品検査,情報保護またはコスト削減という公法上の諸問題を契機として開拓されたことは確かであり,同じく,それが保険問題と扶助問題を念頭に置くと社会法を通じて行われたことも確かなのであるが,しかし,その場合にも,その都度ばらばらな専門領域特有の考察にとどまっており,深層に存在しうる共通の問題設定が目にとまるには至らなかったのである。

---

[14] 以下の叙述は,私がすでに1996年に国際的・学際的コロキウムで展開したものをアップ・デートして再論するものであり,このタイトルですでにA. Eser/H. Just/H.-G. Koch (Hrsg.), Perspektiven des Medizinrechts, 2004, S. 247-253に掲載されている。

どうせ視野が分野内的にセクト的に狭められたままでいるなら，全体の鳥瞰が学際的な視点からなされる見込みは，ますます薄くなる。しかし，それでも，図2（原文30頁）において法学分野間に加えられた学問分野から看取されるように，法外的な専門分野のものの見方をも開拓することは，ますます多くの成功を収めきた。すなわち，そこでは，医療倫理と医師の職業規則が特別な仕方で刑法と密接な関係に立つものの，それらは公法にとっても重要であるのに対して，経済は，公法と民法の間にその第1次的な場を占め，とりわけ，社会医学が社会法にとって有する重要性に及ぶとはいわないまでも，そうなのである。他方，精神医学と法医学は，社会法および刑法と最も多くの接点を有するといえよう。

しかし，このような学際的な視野の拡大によって得られる認識でさえ，法学外的なパースペクティブがセクト的な法的専門分野とのセクト的な結び付きに囚われたままでいるならば，ほとんど活かされることはない。それに

図2：セクト的医事法と学際的医事法

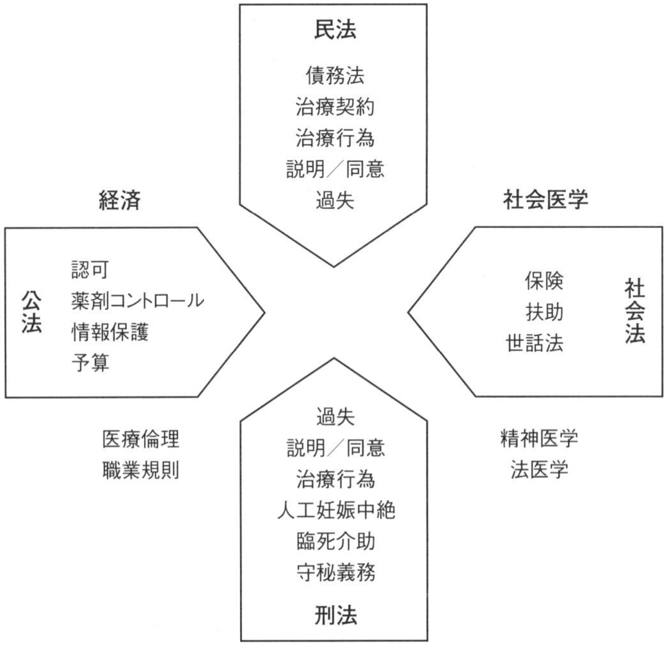

民法
債務法
治療契約
治療行為
説明／同意
過失

経済

公法
認可
薬剤コントロール
情報保護
予算

社会医学

社会法
保険
扶助
世話法

医療倫理
職業規則

過失
説明／同意
治療行為
人工妊娠中絶
臨死介助
守秘義務
刑法

精神医学
法医学

よって，紋切り型の法的なものの見方がさらに学際的にも強化される，というだけではない。むしろ，それによってさらに，様々な専門化された法学の視点からは捉えることができなかった問題を孕んだ関係を，例えば，民事責任，刑法上の制裁可能性，社会法上の義務のいずれが問題となるかに応じて，未成年者に対する医師の責任を「分割」するという，医療倫理的な視点からするとほとんどありえないようなそれを，法外的な領域という上位の視点から発見する機会を逸することにもなるのである。

　法と医学の境界を跨いだ諸問題を処理するにあたり諸々の「古典的」法学者がその専門分野の拡張によって獲得してきた利益がどれほどあるにせよ，そしてまた，専門特有の焦点化から将来も引き続き得られるであろう意義がどれほどあるにせよ，このようにセクト的に［問題へと］接近することは，最終目標ではありえない。最終目標は，むしろ，独自の医事法に存するのでなければならない。これによって，図3（原文31頁）が暗示するように，固有の中心点が形成され，そこから外側へ放射して古典的な主要領域の各関連部分を統合することが試みられるとともに，関連部分側でも融合が試みられることになるのである。

　これまで述べてきたことからでも，次の点が十分明らかになったはずであろう。すなわち，自主的に展開されるべき医事法の場合に重要なのは，その自己目的的な［他領域との］同権化（Emanzipierung）ではなく，包括的であるとともに一貫した形で，常に複合的に生成する生活領域が法理論的に再検討され，法政策的に導かれ，とりわけ経験的・法倫理的にもより大きな脈絡の中に位置づけられることになるような方法で，ひとつの法分野への要求を満たしうるか，ということなのである。法と医学の境界領域から遠く離れたところに自己固有の重点を有する法学の個別分野にばらばらでセクト的に［医事法を］附属させるというような課題が，長期的には実行不可能なものであることは，明らかである。この不可能性は，いくつかの点で示される。

1　専門的に：円心からの医事法的鳥瞰

　医事法が固有の領域上の中心点が欠くがゆえに，その都度単にその他の主要分野の視点のみから運用されているうちは，様々な古典的法領域にとって等しく重要性を有する問題設定が，その都度単に分割的な仕方でのみ，それ

図3：統合的医事法

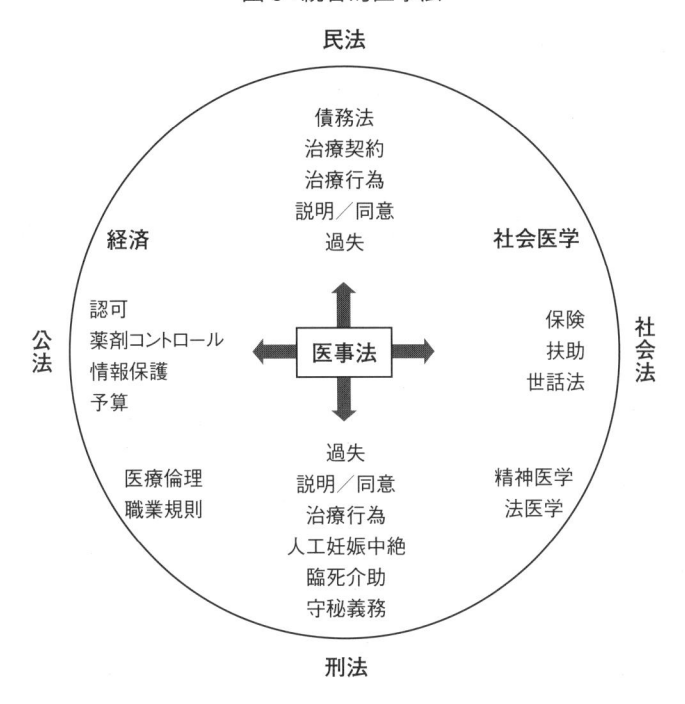

```
              民法
        債務法
        治療契約
        治療行為
    経済  説明／同意  社会医学
        過失
  認可              保険
公法 薬剤コントロール  医事法  扶助   社会法
  情報保護           世話法
  予算
        過失
  医療倫理 説明／同意  精神医学
  職業規則 治療行為   法医学
        人工妊娠中絶
        臨死介助
        守秘義務
              刑法
```

ゆえ非全体的な仕方でのみ光が当てられるにとどまり，それによって，結局その十分な複合性に照らした解決がなされない危険性がある。

例えば，医師の治療行為の枠内での未成年者の役割がその社会法的な利害を含めて問題とされる場合，当然，それに関係するあらゆる法分野の視点から個々の解答を得ることができる。しかしながら，このことが，——伝統的にそうであったように——［分野相互間の］分野内的な調整なしに行われ，そのうえ稀なことではないのだが，様々な専門家によってさらに人的にも行われているうちは，利益状況の，表面には現れない全体性を，あるいはまたその隠れた相違を発見することを可能とするような重要な問題把握が欠けるのである。

これと同じことは，例えば，説明と同意，立証責任の分配といった問題，あるいはまた，例えば，遷延性植物状態にある患者の治療のような特殊な医学的状況に関わる問題についてもいえる。もちろん，「人間の生命」の理解

への根源的な問い，とりわけその始まり——受精，着床，出生またはその他の何かによって確定されるのが常である——だけではなく，その終焉——死およびその規範的な定義と経験的・医学的な証明による——が様々に解答さるものであるということは，いうまでもない。例えば，後者の問題に，様々な法学上の個別分野がその都度多少とも寄与できる場合でさえ，ばらばらな見方によるならば，制約なく見通したり，見晴らしたりするといった，十分な問題把握にとって必要であるとともに，とりわけ法的ルールに関わる者次第であるともいえるようなことは，なお決して保障されることがないのである。あるいは，法律家は，例えば，説明と同意の内容についての，または医師の技術に関わるルールへの要求についての問いに対して，刑法および民法の視点から異なる解答を得ることをそれほど厭わないかもしれないが，それでも，このことは，医師を困惑させざるをえない。その主な理由は，医師に期待される注意が民法と刑法のいずれから導かれるのか，そしてそれに応じて注意の厳格さが違ってくるのかは，医師にとって最終的にはまったくどうでもよいことでありうる，という点にある。すなわち，医師には明確な行動ルールが必要なのであり，それがどこに組み込まれているかは重要でないのである。これと類似することだが，様々な法分野から患者に提供される個別的な情報を，患者が，全体的な脈絡の中で見通すことができず，さらに，当該情報が自分自身の行動と予想にいかなる影響を実際に及ぼすのかを見通すこともできない場合，それは，患者への説明に寄与するというよりも，患者を不安にさせることに寄与するものなのである。

　遷延性植物状態の患者の場合にあるような一定の特殊な問題状況，あるいは特に生殖医学およびバイオテクノロジーの分野において見られるような新たな医学的発展についても，それに単にセクト的に接近するだけでは，首尾よく処理することはできない。前者の例において，臨死介助の一般原理へと純粋に刑法的に定位するなら，無制限に要請されていると思える生命維持の社会法上の効果およびコストに関わる事後負担を見誤りかねないし，この点は，逆に第1次的に保健法上のコスト削減に定位した考え方が，それに関わる個々人の人間的側面を視界から消失させてしまう可能性があるのと少しも変わらない。生殖医学の分野においても，婚姻法・家族法上の血統および扶養に関わる側面，私法上の債務問題，一般的な説明・同意要件と特殊なそれ，

後見法上の手続，保険法上の補償問題，行政法上の広告禁止から，刑法による産出禁止および利用禁止に至るまでを通覧することなしには，十分な問題把握が保障されることはありえない。このときに多くの法律家によって各々の専門特有の個別知識が提供されるかもしれないが，それでも，部分の単なる組合わせから確かな全体像が難なく導かれることはないのである。

2　人的に：分野内的な医事法学者

　一般の民法，刑法，行政法，社会法またはその他の法学の個別分野に軸足を置く法律家によるこのような全医事法的な通覧を期待することは，完全に幻想に基づくものである。確かに，今日でも，その時代の本質的な知識の理解を可能にする医師法百科事典が出されることは，なおあるかもしれない[15]。しかし，その場合でさえ，仔細に見れば，専門化された基本分野への一定の傾斜があることを，見誤ることはできない——医事法の全体を表向きはきわめて調和的であるかのように描写することによっても，諸問題をモノグラフ的に詳細に取り扱うことを代替するのは不可能だということは，いうまでもないことである。しかし，医学的な事実関係の複合性が高まってきていること踏まえると，医事法をセクト的に狭められた仕方で単に他の専門分野の附属物としてのみ運用することに慣れ親しんできた者では，このような取扱いを行うことは不可能なのである。

　この人的な側面は，過小評価されるべきではない。様々な法学上の専門分野がいつの間にか，それに関係する現役の研究者または実務家でさえ自己の主要専門分野ですら見通すことをほとんど不可能にするほどの細分化と特殊化を達成し，多量の情報の集めた後では，単に自身の主要分野を医事法的な問題設定の中へと拡張するだけでも，知的能力の限界に達する可能性がある。そうだとすれば，こうしたセクト的な接近にとどまらず，その他の——あるいはすべての——個別分野の視点から専門的に問題を把握することに期待を寄せようとするなら，それは，ディレッタンティズムへの誘惑にほかならな

---

(15)　例えば，ドイツについては，*A. Laufs/W. Uhlenbruck*, Handbuch des Arztrechts, 3 Aufl. 2002, オーストリアについては，*K. Stellamor/J. W. Steiner*, Handbuch des österreichischen Arztrechts, 2 Bände, Wien 1999, スイスについては，*H. Gonsell*, Handbuch des Arztrechts, Zürich 1994 参照。

い。しかし，真摯であるべき医事法学が，これに満足することは許されないのである。

しかしながら，問題は，かなりの専門知識を備えた法律家でさえ，自己の重点分野を超えてその資料を理解し，処理することができる事柄の範囲が限られているということだけではない。むしろ，彼らは，きわめて自己批判的に方法論上の自覚を持つ場合でさえ，医事法的な問題設定をその都度自己の主要分野の視点から見ることによって，その視点の特性ゆえに事と次第によるとそうした問題設定をやり損なう危険性に対して，抵抗力を備えていないのである。セクト的医事法のこのような根本的な弱点は，ここでもいま1度取り上げることができる。

個々の専門家によって，その都度個人的な利益と親和的な問題設定だけが取り上げられることで，場合によると一定の問題領域が完全に等閑視されてしまうという，同様にセクト的で人的なものに起因する危険性は，僅かとはいい難い。確かに，特定の分野の選択と取扱いが，とりわけ個々の研究者の利益によって左右されるということは，これ以外でも学問の世界では決して珍しいことではない。しかしながら，ここで問題としているのは，ある医事法上の問題領域が別のそれよりも多くの注意を惹くのが一時的であるということだけではない。セクト的に視界を狭め，遮断する場合，一定の問題設定が，文字通り2つの分野の間を（通り抜けて）落ちてしまうために，正しく選択されることさえなく，いわんや取り扱われることもない，ということもまた問題となるのである。医事法を，他の分野からいわばセクト管（sektorale Röhren）を通して把握しようとするのではなく，それ固有の中心的な課題領域から展開させようとするなら，このような捉えようのない中間領域が生じる余地は，まったく存在しないのである。

3　方法論的に：固有の医事法理論

外側からではなく内側から医事法を発展させることは，とりわけ固有の医事法的な方法論を展開するためには根本的に重要なことである。例えば，有効な同意の要件を，単に，その都度の医学特有の利害がせいぜいのところ末梢的なものとして注目を浴びうるにとどまる一般の刑法または民法上の同意ルールの，ことによると特異ですらあるとまではいわないけれども，特殊で

はある適用問題としてのみ把握するのかどうか，あるいは医学的な生活状況を出発点としつつ，いかなる要件が適切であるかを問い，それによって，患者が自己の福祉と意思を保護され，医師が民事責任と刑事訴追のいずれも懸念する必要がなくなり，社会法および保険法上の利益が守られ，行政的な利益が充足され，そしてまた，様々な法領域に接するその他の医学的現象も，中心点から関係する様々な法領域へとその都度放射されることによって探求され，当該現象〔に関する判断・理解が〕――終局的には全体的なものとして本質的に――互いに調和させられるのかどうかは，ともかく違うのである。しかし，これは，領域を超越した（transdisziplinär）特殊な医学的・法学的な方法論なくしては，行うことができないのである。

4 分野を超越して：境界学の導入

様々な（図2から看取されうる）法律学以外の学問が取り入れられるべきであるが，だからこそ，このような独自の医事法理論の必要性がますます大きくなるのである。治療中止の可能性と限界をめぐる問題には，刑法的な側面だけではなく，職務法的な側面および医師法的な側面もあるし，そこでは，さらに，家族の利害を考慮して，家族法および世話法の知見とならんで，とりわけ心理学の知見も必要となりうる。そのためにも，その他のものの見方をさらに加えて並置するというだけでは十分とはいえず，むしろ，様々な領域の相応の予備知識を用いた固有の統合的方法論が必要となるのである。

5 制度的に：アカデミックな確立

このような統合的医事法を観念的に展開するためだけではなく，現実に確立するためにも，とりわけ相応の制度的基盤が創設されなければならない。そのためには，民法学者，刑法学者，公法学者および社会法学者が，医事法上の問題についても自己の専門分野から論じるかぎりで医事法関係の諸学会に集まり，そこで医事法をセクト的にのみ運用するというだけでは十分とはいえないのであり，同様に医事法関係の雑誌も，それがいかに称賛に値するものでありうるにせよ，単にセクト的な論稿によるだけではもはや，追求された統合を成し遂げることはできないのである。セクト的な医事法教育にも同じことがいえる。これによると，終局的に至るべき全体の鳥瞰が，依然と

して聴講者頼みのままなのである。これら視野の狭いやり方では，医事法を領域的な点でも人的な点でも制度化しうるような医事法の統合は，実現されえないのである。

　専門的な視点で重要なのは，他の主要分野の専門家がもたらす多かれ少なかれ偶然的な医事法上の利益のおかげで自己の存在が可能となり，それに応じて，その他の一分野の単なる周辺領域として運用される，というのではなく，自己の存在理由を自主的に備え，自己の範囲と方法論のいずれについても自主的に展開する，そのような独自の分野として医事法を確立することである。これは，医事法が法学部のカリキュラムの中で固有のアカデミックな場を占めなければならず，それに対応するためも，できるかぎり［科目として］設けられるべきである，ということを意味する。

　医事法のこうした独自性は，人的な点でも，主に医事法を専門とする者によって示されなければならない。医事法が統合的に理解され，運用されるべきであるとするなら，それをその他の主要分野の単なる附属領域とすることは，場合によってはその専門分野に過大な要求を課すことになりうるという理由だけでももはや不可能なのであって，医事法は，関係する専門家の中心になければならないのである。加えて，追及されるべき統合は，セクト的な個別分野の同権化なしには，ほとんど期待することができない。それゆえ，将来の医事法学者は，少なくとも，彼らが法と医学の境界問題において全体像を獲得することができるようになるくらいにまで，様々な法的個別分野に精通していなければならない。そのためは，個別のケースにおいてセクト的な領域の専門知識を追加する必要が生じる場合でさえ，医事法学者は，様々な個別領域の問題設定を見抜き，――必要とあれば専門家に相談しつつ――全体的解決を見いだすことができるようになるというかぎりで，法学分野の「ジェネラリスト」であらねばならない。そのため，われわれは，セクト横断的であるとともに，法学外の問題設定にも開かれた医事法学者を必要としているのである[16]。

---

(16) そのほかの関連する側面については，「統合的医事法への挑戦」という部に掲載された H-G・コッホ，Ch・コペッツキー，J・タウピッツおよび H・ヘルムヒェンの論文および意見（A. Eser/H. Just/H.-G. Koch（Hrsg.）, Perspektiven des Medizinrechts, 2004 S. 257（*Koch*）, 273（*Helmchen*）, 277（*Kopetzki*）, 285（*Taupitz*））をも参照。

Ⅳ 医事刑法の新たな問題領域

　しかしながら，このように統合的医事法に賛成するからといって，それをあたかも医学と法の境界領域にはもはや特殊刑法的な問題が存在しないかのように決して理解してはならない。なぜなら，統合（Integration）とは，止揚（Aufhebung）ではなく，単により大きな全体への包摂を意味するにすぎないからである。それゆえ，医事刑法は，余計なものとなりつつあるのでは決してなく，──反対に──新種の問題領域の前に立たされていることがわかるのである。

　目下議論されている特殊刑法的な医学的問題領域を見通すために，それに関連する雑誌を渉猟することが容易に想起された。しかし，結果的に，それは，必ずしも実り豊かなものではなかった。ここ7年（1995年から2001年）分の「全刑法雑誌（Zeitschrift für die gesamte Strafrechtswissenschaft）」──したがってドイツ刑法のいわば中枢器官──では，同意，機密保持，臨死介助およびドーピングに関する論文が散発的にのみ見いだされるにすぎないのである。同様のテーマは，指導的な一般誌である「医事法（Medezinrecht）」の2002年2月までを含めた2001年分でも取り上げられており，そこではさらに，同意，救急医療と犯罪者に対する医療（Tätermedizin），人に対する研究，それから，とりわけ第三者資金を用いた研究の範囲内での詐欺および汚職といった問題も，ときおり注意を向けられていた。しかしながら，これら刑法に関する論文は，「医事法」という雑誌の中で民法および社会法上の問題について論じているものと比べると，ほんの僅かにすぎない。かくして，一般的な問題意識の指標としての雑誌掲載論文の意義を過小評価するつもりはないけれども，目下公表されているものよりも多少視野を広げ，医学と法の境界領域において，ほかならぬ刑法に新たな挑戦状を突きつける可能性のある問題を発見することが適切であるように思われる。これは，──境界は流動的であるが──特に以下の3点において認められる。

1　伝統的な犯罪構成要件の範囲において

　この点で重要なのは，現行の犯罪構成要件が部分的に新たな保護利益を捕

捉し，場合によっては排除し，あるいは修正して取り扱わなければならないのかどうか，もしそうだとしてどの範囲でそうであるのか，という問題である。この点につき，完璧を期することを断念して，とりわけ次のような諸現象を考えることができる。

　a）「古典的な」侵襲――しかもドイツ法上は刑法223条――の領域に関していえば，美容整形のための侵襲と性転換のいずれについても，そのような侵襲が精神的苦痛の除去に資するものとなればなるほど，新たに評価を加える必要性は大きくなるであろう。その際には，侵害から保護されるべき健康に関するこれまでの肉体一辺倒の理解が，外観から受けた精神的苦痛もまた刑法上重要な疾患としての価値を有しえないのか，という観点から吟味されなければならないであろう。

　スポーツでのドーピングもまた，とりわけそれに未成年の選手が関わる場合には，2002年冬季ソルトレイクシティ・オリンピックのドーピング騒動以降は，可罰的な傷害罪の問題状況を内包したものとなっている。

　しかし，このような構成要件にかかわる新たな問題とならんで，一般的な注意の標準もまた，医療上の作為および不作為の場合に，次第に困難さを増しつつある問題の前に立たされていることがわかる。すなわち，例えば，コスト削減という理由から，具体的には指示された定額報酬または予算のために，一定の薬剤を処方し，または一定の新規治療法を投入することが許されない場合，あるいは労働法が一定の最高労働時間および休憩時間の遵守を［医師等に］強制する場合，これまで個々の患者の必要と最善の治療の投入を旨としていた注意の標準も，何らかの影響を受けざるをえないのである。さらに，刑法，公法，労働法／社会法といった様々な個別分野がこのように交差する箇所においてこそ，セクト的な視野の縮小の不十分さが，ただちに判明する。明らかにますます距離を伸ばしている「遠隔医療（Telemedizin）」の刑法上の含意もまた，ほとんど認識されておらず，いわんや解明されてもいない。

　b）　主として治療行為にとって重要なものである傷害罪の構成要件以外でも，医師がますます多くの刑事責任に直面していることがわかる。例えば，

同意を拒絶する者または完全に同意能力のない者を医師が援助して入院させ，かつ／または強制治療を施す場合がそうであり，そこでは，身体統一性の侵害とならんで，（特に刑法240条の強要罪のような）自由に対する罪の問題もまた，設定される余地がある。

同様に，ある感染症患者が，（エイズの場合にはとりわけ先鋭化するのだが）配偶者またはその他の性的パートナーに自己の感染を知らせることに消極的であり，その代わりに医師が，危険に晒される人物に説明する義務があると感じる場合には，医師の職務上の秘密の保持（刑法203条1項1号）も問題となる余地がある。

c）　上記の諸事例では，どちらかといえば通常は医師特有の処罰リスクが問題となるのかもしれないが，その一方で，医師は，とりわけ決算制度の枠内での詐欺のような日常的犯罪の場面でも，驚くべきことに，ますます多く登場するようになっている。諸々の医師組織が，このような逸脱行動について，どの職業にも「異端者」はいる，という説明の試みで満足する場合でさえ，これと同時に——社会的な扶助網への負担だけではなく——医師の威信の失墜も生じるのであり，その場合には，それが終局的には医師と患者の信認関係にも何らかの影響を及ぼすことが懸念されうるのである。

これに対して，とりわけ大学の研究において，現役の医師が，スポンサーからの資金を受領する場合に汚職で訴追されるというようなことは，ドイツではどちらかといえば稀な出来事に属するといえよう。この場合に，個人的な利得ではなく，研究計画の遂行のための当該資金の真摯な利用が問題となるかぎりでは，汚職刑法の投入は理解に苦しむといわざるをえないように思われる。

その重要な原因が——学問的な野心および方法論的な粗雑さとならんで——研究のために絶えず新たな資金源を得なければならないという強迫観念にあるのかもしれない別の現象として，公刊物での剽窃および捏造による研究者の逸脱行動がある——これは，私が数年前に，きわめてセンセーショナルな事件での検証委員会の委員長として関わらなければならなかった問題群である[17]。その際，研究資金を故意の欺罔行為によって取得するかぎりでは，詐欺罪が問題となる。しかしながら，損害は証明できないことが多く，また，

単なる「文書上での嘘（schriftliche Lügen）」としてのその他の虚偽の言明は，文書犯罪には該当しないので，このような逸脱行動の事例は，その大部分が不可罰にとどまる。しかしながら，懲戒法違反があれば別なのではあるが，これを使うことに，所轄官署は明らかにただただ消極的な姿勢しか示すことがないのである。このような状況にも，満足することはできない。

2　新規の構成要件

第2に，伝統的な犯罪構成要件によっては捕捉できないまったく新たな補充領域についてもまた，考えることができる。

このことは，とりわけ情報保護の領域に当てはまる。そこでは，近時，殊に遺伝情報がとりわけセンシティブなものと認められており，目下，特に着床前診断が，議論の激しい問題を内包した事例となっている。これらの領域においては，まずはとにかく許される利用の限界をいったん確定し，それから必要とあれば，濫用可能性によってその限界が越えられることを刑法的にも防止することが，重要である。

移植医療にも同じことがいえる。そこでは，特に，生体臓器提供および（動物の臓器を人間に移植することによる）異種間移植の可能性と限界が議論されている。これとの関連で，商業的な臓器売買に対しても，刑法的な手段による対応がなされている。

最後に，幹細胞株の利用および輸入を含めた胚研究の全領域も，ここに挙げることができる。

これらの問題には，ペーター・ヒュナーフェルト（*Peter Hünerferd*）の論文[18]とハンス－ゲオルク・コッホ（*Hans-Georg Koch*）の論文[19]が詳細に取り組んでいるので，私はここでは，とりわけイデオロギー的にも争われるこ

---

(17)　この点についての詳細は，この検証の結果作成された「学問の自制」のためのフライブルク大学の指針およびルールの文面とあわせて，*A. Eser*, Die Sicherung von 'Good Scientific Practice' und die Sanktionierung von Fehlverhalten, in: H.-D. Lippert/W. Eisenmenger (Hrsg.), Forschung am Menschen. Der Schutz des Menschen-Die Freiheit des Forschers, 1999, S. 123-157.

(18)　*P. Hünerfeld*, 本書〔〔訳者あとがき〕参照〕後出 S. 93ff.

(19)　*H.-G. Koch*, 本書〔〔訳者あとがき〕参照〕後出 S. 127ff.

のような問題領域においては，制裁を加えることよりも，むしろ許される行為を確定することが重要である，ということを指摘するにとどめたい。この点については，刑法の指導的機能と強化機能のことを指摘する本稿の最後で，再び立ち戻ることになるであろう。

3 基本的スタンスの変化

ここで述べた意識形成という点は，さらに第3の刑法的な観点にとっても，すなわち，とりわけ刑法によって刻印づけされる基本的スタンスの理解にとっても，重要であるかもしれない。

このことは，特に自殺と臨死介助の理解に当てはまる。そこでは，——特にベルギーとオランダにおいてみられるように——古い倫理観が，次第に崩れつつあるように思われ，自律および人間らしく死ぬこと（humanes Sterben）という新たな概念に取って代わられている。

臨死の領域においてなされるものであれ，臓器移植のためになされるものであれ，次第に広がりつつある患者の事前指示の中にも，個人というものが姿を見せているのだが，その新たな自己理解を刑法が無視することはできないであろう。未成年者の役割にも同じことがいえる。未成年者が両親の異なる意思表示に反して最終的な決定を下すことはまだないかもしれないが，それでも，未成年者自身の考え方には，伝統的に示されていたよりも大きな尊重が示されなければならないであろう。しかし，この点についても，私は，ここではヴォルフガング・フリッシュ（*Wolfgang Frisch*）の論文[20]があることを指摘するにとどめたい。

V 刑法の退却傾向

その代わりに私は，ここで，「医学と法の境界領域からの刑法の退却傾向」と呼ぶことができるような展開について論じたい。その際，ここでも完璧を期することを断念して，3つの特徴的な現象だけを指摘することしかできない。

---

(20) *W. Frisch*, 本書（〔訳者あとがき〕参照）後出 S. 33ff.

1 民事司法による刑事司法の排除

これを統計学的に調査することはできなくとも，公刊されている法律雑誌中の判例にざっと目を通すだけでも，医療過誤に関する民事判例は次第に増えている，ということが観察できるのに対して，刑事判例はむしろ減少しているように思われる[21]。このような排除が進んでいる理由を探ると，特に2つの説明が考えられる。

ひとつは，自己の利益が医師によって侵害されたことについて，公的な処罰を通じて感情的満足を得るだけではなく，何よりも損害賠償および慰謝料を現金で得ることに対する患者の要求が高まっていることである。その際には，とりわけ次の点が影響を及ぼしているのかもしれない。すなわち，医師が，患者に対して今日，個人的に信頼を寄せられる人物としてではなく，むしろ，過誤行為がある場合に「金銭を要求する」相手たる，多額の報酬を支払われうる専門家として接していること，さらに，医師が次第に保健制度の交換可能な部分と考えられるようになり，それによって次第に同胞たる個人とは考えられなくなることを通じて，伝統的な［患者の］逡巡が除去されて

---

[21] 少なくとも最高裁判所判例のレベルでは，この印象を受ける。このレベルでは，増え続ける民事判例の数に，刑事判例はますます引き離されている。例えば，*A. Eser*, Ärztliche Heilbehandlung, in: A. Schönke/H. Schröder, StGB-Kommentar, 26. Auflage 2001, § 223 Rn. 35a bzw. Rn. 47 による裁判に現れた医療過誤事例および同意欠缺事例の報告参照。その際，最高裁判所判例の数とそれに占める有罪判決［の数］が第1審裁判所のそれらと一致するとはかぎらない，ということは考慮すべきだが，それでも，民事司法によって刑事司法が次第に排除されているという本稿が抱く印象は，クラウス・ウルゼンハイマー（*Klaus Ulsenheimer*）の裁判経験によると，医師に対する刑事手続の増加が嘆かれる余地がある（*K. Ulsenheimer*, Arztrecht in der Praxis, 3. Auflage 2003, 5. 1ff.; *ders.*, Die Entwicklung des Arztstrafrechts in der Praxis der letzten 20 Jahre, in: A. Eser/H. Just/H.-G. Koch [Hrsg.], Perspektiven des Medizinrechts, 2004, S. 71）ということよっても消し去ることはできない。なぜなら，民事訴訟もまた，犯罪捜査と比べて不均衡に増えているとまではいわないが，それと並行してそれ相応に増加していると思えることを完全に度外視しても，ウルゼンハイマーの確認するところによれば，刑事手続の大部分——約90パーセント——は公訴提起されることなく打ち切られ，しかもその70パーセントには十分な犯罪の嫌疑が欠けており，さらに，最終的に確定力を得る有罪判決の数は5パーセントと比較的非常に僅かだからである（*Ulsenheimer*, in: Eser/Just/Koch, aaO, S. 71）。

いる点，がそれである。

　もうひとつは，民事判例が，本来は原告患者が負担する，自らが主張する損害についての立証責任を，ますます多くの事例群で医師に転換することを通じて，民法上の損害賠償の獲得が容易なものにされてきたのに対して，刑事手続においては，可罰的行為についての立証のリスクは，検察官，および例えば，公訴参加者としての患者が依然として負っている，という点である。この点を踏まえると，患者が財産的利益の期待される民法的手段を優先し，負担のかかるもう一方の刑事手続を担う検察官が患者を放置していることは，合点がいく。そうでなければ，ドイツの刑事司法が，健康を悪化させる治療過誤が明白な多くの事例，および説明ならびに同意が明らかに欠如する場合でさえ，ためらいがちに振る舞い，あるいはまったく何もしない，ということは説明できない，と私には思われるのである。

2　刑法の意識的自制

　このように刑事司法がその力を十全に発揮することを妨げる実際的な強制とは異なり，第2の傾向としては，医療分野における刑法の意識的自制を語ることができる。もっとも，このことは，数年前に私が治療行為の近時の規制に関する比較法的研究において確認することができたように，ドイツの医事刑法というよりも，その他の国々における展開についてより強く当てはまる(22)。このような自制傾向を3点指摘しよう。

　この傾向がこれまでのところ最も進んでいるのは，おそらくポルトガルであろう。これは，「医学の知識および経験の水準によれば指示され，レーゲ・アルティスに合致する医師またはその他の資格ある人物による治療行為は，傷害とはみな（され）ない(23)」とする刑法150条に表れている。確か

---

(22)　A. Eser, Zur Regelung der Heilbehandlung in rechtsvergleichender Perspektive, in: Th. Weigend/G. Kupper (Hrsg.), Festschrift für Hans-Joachim Hirsch zum 70. Geburtstag, 1999, S. 465-483.

(23)　Art. 150 Código Penal: As intervençōnes e os tratamentos que, segundo o estado dos conhecimentos e da experiência da medicina, se mostrarem indicados e forem levados a cabo, de acordo com as leges artis, por um médico ou por outra pessoa legalmente autorizada, com intenção de prevenir, diagnosticar, debelar ou minorar doença, sofrimento, lesão ou fadiga corporal, ou perturbação mental, não se consideram ofensa

に、このように一般の傷害罪の構成要件から「医的外科的侵襲および治療」を明示的に除外することは、患者が完全に保護されない状態に置かれることを意味するわけではない。しかし、患者は、刑法156条の「専断的治療行為」に関するポルトガルの特別構成要件によっては、その意思だけを保護されているにすぎず、その健康までも保護されているわけではない。それゆえ、健康侵害に刑法上の制裁を科せるのは、医師が、レーゲ・アルティスを故意または過失により無視して患者の健康を侵害することにより、刑法148条の一般の構成要件によって可罰的となりうる場合に限定されることになる。しかしながら、この場合、医師の行為が8日以内の疾患または労働無能力を惹起するものであるときには、単なる過失の事案では刑が免除されうるのである。

この点に表れている、軽微な侵襲を除外しようとする傾向は、デンマークおよびフィンランドにおいても一般的に確認できることであり、そこでは、過失傷害の可罰性が、身体および健康に対する重大な被害の惹起に限定されている。

こうした客観的な基準とならんで、あるいはそれに代えて、主観的な次元での刑事責任の限定もまた、みられる。このことは、とりわけオーストリアに当てはまる。オーストリアは、──ポルトガルと同じように──「専断的治療行為」に関する特別構成要件を導入したし、また、健康を侵害する治療過誤の事例について、医師の行為が「医術の実施中」のものであり、当該医師に「重大な過失」がなく、健康侵害的な結果が──［治療に要する］期間および重大性の点で──一定の枠内に収まっている場合には、医師を過失傷害による可罰性から解放している（オーストリア刑法88条2項）。

同様の制限は、そのほか1996年のドイツ連邦司法省の草案においても議論された[24]が、実現には至らなかった。この草案に対する批判は法技術的な点で正当であったかもしれないが[25]、それでも、その法政策的な意図、

á integrrdade fisica.

(24) Eser（前出注(22)）、S.468 Fn.11 に掲載されている。
(25) このような批判は、特に刑法学者の研究チーム側から加えられた。G. Freund, Der Entwurf eines 6. Gesetzes zur Reform des Strafrechts, ZStW 109 (1997), 455ff. (475-478) 参照。

すなわち，「通常の」傷害から明確に区別される身体的統一性に対する「治療関係的な」侵襲を特別規定で捕捉すること，そしてその際，主として患者の自己決定権の尊重および医療の質の保障という2つの利益に保護を集中的に向けることは，正当なことであると私には思われるのである——ポルトガルの新規定も，明らかにこれを意図するものである。

3　手続による予防

　刑法のある種の退却を見いだす者がいるかもしれない第3の傾向は，ますます好んで利用されるようになっている手続による予防である。危険な施設または汚染を一定の届出義務または行政の認可留保に服させることにより，一層手厚い環境保護が試みられているのと同様に，医療の分野でも，特定の医療行為については特定の手続を履践しなければならないとすることによって，患者の福祉と意思を一層考慮することが試みられている[26]。例えば，医薬品試験のための倫理委員会の導入（薬事法40条1項第2文）または臓器提供者の親族の立会を含めた臓器移植の際の証明手続（臓器移植法3条以下）がこれに当たる。フランク・ザリガー（*Frank Saliger*）による「刑法なき臨死介助か？」への真摯な寄稿からわかるように[27]，安楽死の領域でさえ，近時は，補助的な手続的ルールで何とかやっていくことができると考えられているのである。

　確かに，このような手続および義務は，結局，刑罰または過料による威嚇によって大幅に担保されるので，この点にそれどころか刑法の拡大を見いだす者がいるかもしれない。それにもかかわらず，この点に退却傾向を看取することができるとするならば，それは，とりわけ，刑法が，患者の生命，身体的統一性および自己決定という本来保護されるべき法益にまで進出する必

---

(26) この点について原則的な視点から——特に人工妊娠中絶の際の相談要件を例証としつつ——論じるのは，*A. Eser*, Sanktionierung und Rechtfertigung durch Verfahren, in: Kritische Vierteljahresschrift für Gesetzgebung und Rechtswissenschaft (KritV). Sonderheft — Hassemer zum 60. Geburtstag, 2000, S. 43-49 である。

(27) *F. Saliger*, Sterbehilfe ohne Strafrecht? Eine Bestimmung des Anwendungsbereich von Sterbehilfe als Grundstein für ein Interdiziplinäres Sterbehilferecht, in: Kritische Vierteljahresschrift für Gesetzgebung und Rechtswissenschaft (KritV), 84 (4/2001), S. 382ff. (特に 385f., 420f., 434ff.).

要がもはやほとんどなくなり，刑法がなすべきことは，あとは予防線の担保のみとなるように見えるという理由による。刑法が予防に役立つならば，それに越したことはない。しかし，その際には，裏側にも注意を向けなければならない。すなわち，法益が完全に［刑法の］直轄地から外されることに伴い，刑法もまたその価値内容を喪失し，それによってその重要性までもが減じられる可能性があることにも，注意を向けなければならないのである。

Ⅵ 刑法の指導的機能と強化機能

統合的医事法への賛成意見と，最後に指摘した刑法の退却傾向とが，刑法は法と医学の境界領域において歯止めなく落ち目となっている——そして，これは場合によっては正当でさえある——，という印象を万一抱かせるものであったとすれば，そのような誤解には，最後にきっぱりと立ち向かっておかねばならない[28]。

医学的に要求される治療水準の保障および説明義務の遵守は，関連する民事判例によって広く担保されているように思われるし，行政的な安全対策によるだけでも実行可能であるし，そして特に，医師の職務法も抑止的な制裁を用意することがあるかもしれないが，それでも，これらのいずれによっても，完全に刑法が代替されることはありえない。さらに，刑法規範の意義と有効性が刑事手続の数からしか読み取れないわけではないのとまったく同様に，医学の領域においても，関連する有罪判決の数が比較的少ないというただそれだけのことで，刑法が不必要であることが示されるわけではない。仮にそのような想定に依拠するならば，一定の法益の刑法的な保障によって当該法益の特別な地位が確証されること，そしてこの付加的な保護効果の有効性は数で測定できるものではないことが見逃されることになるであろう。刑法の——しかも，それが単に存在することを通じた——このような保護を安定化する強化機能は，医師の職務ように，公衆による評判が得られるという理由だけでも原則的に法に忠実な態度を心掛けるであろう職務の場合には，少

---

(28) この点については，さしあたり *A. Eser*, Medizin und Strafrecht: Eine schutzguto-rientierte Problemubersicht, ZStW 97 (1985), 1ff. (44ff.) 参照。

なからず見込まれうるものである。

　刑法の指導的機能も，過小評価されてはならない。これは，医療倫理自体が変革に晒され，部分的に甚だ異なる立場から描かれる時代には，特にいえることである——とりわけ遺伝子工学および生殖医学の分野のような，医学の可能性を広げる新たな地平が開拓されているところでは，特にそうである。ここにおいては，刑法があらゆる種類の濫用を防止する万能薬ではありえないとしても，刑法的保護の保障を通じて，特定の法益の価値が公共の意識の中で高められる。それも，真の「人倫形成力」として——医師と患者双方の利益ために——高められるのである。

【訳者あとがき】

　本章は，*Albin Eser*, Perspektiven des Medizin（straf）rechts, in Wolfgang Frisch（Hrsg.）, Gegenwartsfragen des Medizinstrafrechts, Portugiesisch-deutsches Symposium zu Ehren vom Albin Eser in Coimbra, Nomos Verlagsgesellschaft 2006, SS.9-31 を，アルビン・エーザー博士の了解を得て訳出したものである。本論文は，後掲シンポジウムでの講演でエーザー博士が説いておられる「統合的医事法」構想が最もよく展開されているので，医事法学の方法論を考えるうえで重要と思われることから，敢えて本書に収録した次第である。また，同旨の主張は，*Albin Eser*, Von sektoralem zu integrativem Medizinrecht, in A. Eser/ H. Just/ H.-G. Koch（Hrsg.）, Perspektiven des Medizinrechts, 2004, SS. 247-256 でもすでに説かれている。（甲斐克則・記）

第 2 部

ポストゲノム時代に向けた比較医事法学の展開
——文化葛藤の中のルール作り——

3 〈序論〉現代バイオテクノロジーの挑戦下における医事法のパースペクティブ

アルビン・エーザー

甲 斐 克 則
新 谷 一 朗 訳
三重野雄太郎

- Ⅰ 序
- Ⅱ 現代の医療およびバイオテクノロジーのベネフィットとリスク
  ——衝突する諸利益
- Ⅲ ガイドラインおよび規制の基準とレベル
- Ⅳ 現代の医療およびバイオテクノロジーにおけるいくつかの特殊な挑戦
- Ⅴ 医事法:「セクト的」区分から「統合的」分野へ

I　序

　私が理解するかぎりでは，この会議は，現代医学およびバイオテクノロジーの中で作り出された革命的進歩により生じたベネフィットならびに望まれない潜在的な副作用を強調すること，そして必要とされる制限と予防措置を熟考すること，この両方を目的としているものと思われる。

　私がこの挑戦的な任務に接するのは，実は，今回が初めてではない。まさにほぼ20年前，──ドイツのフライブルクで1987年に行われたプレ・コロキウムによって準備され[1]，── 1989年にオーストリアのウィーンで行われた第14回国際刑法学会会議の「刑法と現代生物医学技術（Criminal Law and Modern Bio-Medical Techniques）」というセクションをオーガナイズし，かつ主宰する任務にあって，私は，これらのアンビバレントな現象に気付き驚嘆したので，この現象を扱わざるをえなかったのである。それゆえ，当時行われた諸々の発見および勧告について再考し，いわゆるポストゲノム時代（post-genome age）──しかしながら，私が思うに，われわれは実際上ゲノム時代の真只中にいるがゆえに，それは，ラテン語の"post"とは異なり，まだわれわれの「背景に（behind）」あるのではない──における発展を考慮に入れてそれらをアップデートすることは，やり甲斐のあることのように思われる。

　それゆえ，私がこれから行うことは，まず，医療における現代的発展から生じる主な利益衝突のいくつかを確認し（II），そしてより一般的な方法で，可能な解決策を探す際に考慮すべき基準および方法のいくつかを示すことである（III）。これらの主要な要件に照らして，現代のバイオテクノロジーの様々な技術に特別な注意が払われることとなるであろう（IV）。最後に，医事法は，私法，刑法，行政法，その他の保健法の特別部門といった様々な「古典的な」分野の区分として，むしろ独立に発展してきたので，医事法を

---

(1)　フライブルクのプレ・コロキウムの資料は，町野朔による日本のナショナル・レポート含めて，Revue Internationale de Droit Pénal 59 (year), the resolutions taken at the Vienna Conferance in : Revue Internationale de Droit Pénal 61 (1990), pp.115-126 において刊行されている。

それぞれの法分野から今なおこのように「セクト的に」孤立して取り扱うことができるのかどうか，あるいは「統合的」医事法（"integrative" medical law）という包括的な概念にふさわしい頃合になっていないのかどうか，が問われる必要があるように思われる（Ⅴ）。

Ⅱ　現代の医療およびバイオテクノロジーのベネフィットとリスク——衝突する諸利益

　現代の医療およびバイオテクノロジーにおける革命的な進歩は，疾患との闘いにおいて，そして人類の福祉の増進おいて，非常に大きな成功をもたらしてきた。しかしながら，同時にこれらの発展は，人および人類に対して望まれない副作用や危険性ももたらしてきた。これらの新たな個別的および社会的問題を解決するためには，伝統的な倫理的諸原則と法的ルールを再評価する必要がある。

　このような要求は，とりわけ，新たな方法と応用性を兼ね備えた現代医療が，「古典的な」医学的治療の領域からかけ離れて発展してきた——そして，このような現代医療が，魅力だけでなく著しい不安もまた喚起してきた——という事実に起因する。

● このことは，少なからず，医師の役割と責任に変化が生じたことに関係する。伝統的に，医師は，自己の良心と職業倫理に従って行為すれば十分であると考えられてきた。最近では，そのような確信は，十分なものとはいえない。患者の保護を強くして医療活動をコントロールする要求は，とりわけ以下の2つの現代的発展に基づく。

- 患者が，既存の人間関係に基づいて気楽に信頼しうる個人的によく知っている「家庭医」によって治療されていた時代とは異なり，現代の医療においては，——必ずしも病院だけに限られないが，とりわけ病院で治療を受ける場合には——患者は，大抵のところ，個人的な知り合いとは言い難い医療チームと接していると感じるであろう。さらに，様々な種類の医療装置や医療器具に依拠する治療も増えている。
- 加えて，生物学と遺伝テクノロジーの現代的方法を実験的に利用するこ

3 〈序論〉現代バイオテクノロジーの挑戦下における医事法のパースペクティブ［アルビン・エーザー］

とによって，医療チームは，純粋な医師によってのみ構成されるのではなく，その性質上，自らを第一義的に研究者として認識し，患者の個人的な運命に配慮することよりも，むしろ新たな基礎知識を得ることに関心を有する科学者によって――支配されているとまではいわないが――構成されることもある。

● 伝統的な医学的治療の分野よりも，新たな諸問題や利益衝突がより頻出する分野に関しては，人を用いた研究（既出生の者および未出生の者も含むし，ごく最近では胚性幹細胞の生成や研究もこれに含まれる），臓器移植（生体ドナーからのものと，すでに死亡しているドナーからのものの両方を含む），ヒトの人工生殖，遺伝子診断および遺伝子治療，ならびに現代バイオテクノロジーのその他の諸々の方法に特別の注意が払われなければならない。

● これらの領域で相互に衝突しうる利益に関して，より一般的な用語で，以下のような利益衝突が意識されているといってよいであろう。

- 一方で，とりわけ人体実験の領域においては，「インフォームド・コンセント」という方法によって被験者の自己決定の保護が考慮されなければならないし，また同様に，正当化できないリスクに対する被験者の生命および身体の完全性の保護も考慮されなければならない。
- 一定の状況下では，品位を傷つけるような実験もしくは特に傷つきやすい人々の利己的利用に対する，人間の尊厳の保護に特別な注意を払う必要があるといってよいであろう。
- さらに，現代の生殖医療は，将来の子どもの利益を無視するに至りうるだけでなく，婚姻および家族の制度的保護をも脅かすに至りうる。
- 現代の遺伝的スクリーニングおよびゲノム解析は，雇用と保険における差別を引き起こしうる。
- 他方で，子孫を残すことを熱望している男女，彼らの精神的な福祉の増進，もしくは彼らの身体的外観の美的変化に関しては，人格の自由な発展の権利（生殖の権利を含む）を考慮しなければならない。
- さらに，科学および研究の自由に関しては，これらの権利は，研究者の個人的な利益であるだけでなく，――科学者の知識は，最終的には人類

の繁栄に資するように期待されていると思われるので——さらなる医療の発展という公的な利益でもある。

Ⅲ　ガイドラインおよび規制の基準とレベル

　現代の医療およびバイオテクノロジーにおけるこれらの発展は，1国に限定されず，むしろ国境を越えた性質を有する。様々な国家間での利益衝突の相互依存性は，増大しているともいえる。それゆえ，人の治療において平等な基準を促進し，かつ異なる国々の医学およびバイオテクノロジー研究者の間での差別的な不平等を回避するために，国際的に統一された，もしくは少なくとも調和のとれた基準およびルールを獲得するための諸々の努力がなされるべきである。拘束力のある法的規制は，必要であると思われるかぎりで，国際的なレベルにおいても導入されるべきである。

● しかしながら，衝突利益を衡量しかつ解明するに際しては，異なる社会構造および法文化に基づいた，異なる宗教的，倫理的および政治的信念の影響により，見解および結論が異なりうることを考慮しなければならない。

● これらの異なる諸利益に配慮するために，原則およびルールの差異化されたレベルおよび手段が要求されうる。これらのレベルおよび手段は，むしろ，一次的な高次の倫理的・義務論的基準を獲得し維持するための「ソフトな」職業的ガイドラインから始まるといってよい。そして，それらは，最終的には，法的規制となるかもしれない。すなわち，これらの法的規制は，部分的には，異なる執行モデルおよび制裁方法を提供しうるものであり，行政的な予防手段から，私法上の損害賠償の枠組みまで，あるいは最終的には刑事制裁にまで射程を有しうるかもしれないのである。

● 生物医学的処置に関して，ある国にとってどのようなコントロール・メカニズムが最適のものとなるかは，総論的にはヘルスケア活動が，各論的には研究者が，その国の通常のコントロール・システムおよび制裁システムによってどのように監視されてきたということにも依存しうる。それゆえ，ある国は，行政的手段や場合によっては刑罰による制裁によってでも患者およ

び被験者の保護を保証することが必要であると考える一方で，他の国は，当該分野における活動をコントロールする認可機関に関する規制枠組みを提供するだけで十分であると考えるかもしれない。

● 現代の医療およびバイオテクノロジーにおけるコントロール・メカニズムとして刑法を利用することについては，とりわけ以下の2つの点に留意しておかなければならない。

- 法の中でもっとも過酷でスティグマ的な制裁として利用される刑法は，確かに，この領域における唯一かつすべての包括的なコントロール装置ではありえない。関連する価値の異なるランクや犯された侵害の重大性にかかわらず，現代の医療およびバイオテクノロジーの分野における医師および研究者のあらゆる非行（misconduct）に対してこの剣を使用する前に，より洗練されたコントロール手段が，まずは投入されなければならない。
- かくして，「最後の頼み」の手段（「最後の手段（ultima ratio）」ともいう）として，医療活動および研究活動を犯罪化することは，以下の前提条件が満たされた場合にのみ，実行可能となるにすぎない。第1に，非行によって危殆化された価値が非常に高く，危殆化行為の非難性が刑法上の保護に値するほど重大なこと（ドイツ語では「当罰性（Strafwürdigkeit）」という）。第2に，異なる手段の費用対効果の比較に基づいて，刑罰の利用が必要であると立証されなければならない（要罰性（Strafbedürftigkeit））。第3に，望まれる効果を達成するために適切な手段であると立証されなければならない（処罰適格性（Straftauglichkeit））。

Ⅳ 現代の医療およびバイオテクノロジーにおけるいくつかの特殊な挑戦

1 実験的治療と実験的研究

新たな希望に満ちたより良い治療方法および薬品は，医療実務にそれぞれの技術を一般的に導入する前に，人に対して実験的なテストを行うことなし

には獲得できない。確かに，様々な国内ならびに国際的なガイドラインおよび倫理綱領がすでに存在している。例えば，――われわれのこのシンポジウムが行われている東京について見ると――いわゆる「ニュルンベルク綱領」は，第2次世界大戦中のナチス・ドイツにおける医学の濫用に対して示された東京のニュルンベルク（姉妹）国際法廷に由来するものであったし，ヘルシンキ宣言は，世界医師会によって1964年に採択され，1975年に東京で改定されたものである。

しかしながら，これらの宣言および他の同様の宣言は，非政府の職業組織による義務論的な自主規制に専ら依拠した倫理原則の宣言にすぎない。かくして，これらに違反した場合に，これらの宣言は，必ずしも容易に制裁可能なものとはなりえないのである。

それゆえ，同じ条件で被験者の保護を達成するために，そして他の国のルールはより緩やかであるために被験者が最終的に搾取されることを防止するために，法という手段による明確化と規制が要求されるだけでなく，むしろ国際的なレベルでの調和と保護までもが必要になるといってよいのである。

あらゆる種類の医学研究について，一般的な前提条件として，他の研究手段が利用できない場合にかぎって，ヒトを研究の対象とすることができる。ますます逼迫している現代のバイオテクノロジーの挑戦により，例えば，体外の代用物の利用および／またはコンピュータ・シミュレーションの利用によって，ヒトに対する研究およびその結果として動物に対する研究も不必要とさせるような研究技術が発展するに違いない。

かくして，診断医療，予防医療および治療医療の標準化された方法がいまだ利用できず，それゆえ実験的な技術に頼らざるをえないかぎりで，4種類の研究状況に対して特別かつ異なる注意が払われる。

● このことは，すでに，いわゆる「治療的研究（therapeutic research）」のカテゴリーに関係している。このカテゴリーは，十分にテストされた基準が存在しないので，いまだ実験的方法に頼らざるをえないが，その被験者である個々の患者の改善を目的としている。このカテゴリーにおいては，当然に，とにかく通常の治療行為のすべての標準的な前提条件，例えば，用いられる手段の医学的適応性や「インフォームド・コンセント」の要件が満たされな

ければならないが，このカテゴリーにおいてさえ，さらなる保護が図られることが適切であるように思われる。例えば，（いまだに実験的な医療のトライアルの被験者としての患者に対する）リスクと（個々の治療と，新たな知識を獲得するというさらなる目標の達成の双方にとっての）ベネフィットが外部団体によって評価されうるような制度的メカニズムのようなものである。

● そのようなリスク・ベネフィット評価は，次のような場合にともかく必要となっている。すなわち，いまだ実験的な性質を有する新たな技術や薬品を利用しなければならない場合，および当該研究の被験者に直接のベネフィットが期待できない場合，例えば，新たな薬品が，最初は健康な被験者に用いられる場合や，患者が対照群（control group）に含まれる場合である。そのようなトライアルが，最終的には医療上の予防，診断，もしくは治療の目的を有している場合でさえ，われわれは，すでに人体実験とのボーダーラインに移行しているのである。つまり，この人体実験については，――おそらくは薬剤テストのためのいくつかの特別なルールを例外として――いまだに多くの国々において，研究被験者に対する明白な法的セーフガードが存在していないのである。人体実験には，明白な規制が必要なのである。

● 特別なセーフガードは，ともかくいわゆる「非治療的研究（non-therapeutic research）」のカテゴリーにおいて要求される。つまり，このカテゴリーは，いまだ実験的方法を用いて，その研究の被験者である個々人の健康増進を越えているか，少なくともそこから独立しているものである。

- 生命および身体の完全性を保護するために，研究被験者は，死の実質的危険性もしくは健康への均衡を失う重大なリスクに決して晒されてはならない。
- 自己決定を保護するために，明白な書面によるインフォームド・コンセントがなければ，何人も実験的な技術や遺伝的スクリーニングの対象にされてはならない。
- 潜在的な被害から研究被験者を保護するため，被害を受けた被験者への相応の補償のために，保険という予防措置が講じられるべきである。
- 広範なリスク・ベネフィット評価を確保するために，とりわけ法律の専

門家を含ませることによって，学際的な構成を有する独立した倫理委員会が設置されるべきである。

● 最も重要な禁止となりうる特別なセーフガードが，特に傷つきやすい人々（未成年者，妊婦，精神障害者ないし身体障害者，洞察力や判断力について通常の能力を有していない人々など）のために講ぜられるべきである。そのような人々が非治療的研究に参加することが許されるのは，せいぜい次の諸条件が満たされる場合のみである。

- 例えば，一定の疾患をもった未成年者もしくは，成人の認知症患者について，同じ年齢もしくは同じ疾患を有する他者にその技術もしくは処置を用いることなしには，その処置もしくは薬品の発展や改善が達成されない場合。
- さらに，障害をもった被験者を伴う治療的もしくは非治療的研究の多くの場合には，法定代理人の有効な同意が要求され，これは権能のある機関の承認を得なければならない。同意を得る過程において，個々人は，最小限実行可能な範囲の者と相談すべきである。彼もしくは彼女の明示の異議に反して，何人も非治療的研究の対象とされてはならず，これは，未成年者や精神障害者の場合に，たとえ法定代理人が同意しているとしても同様である。
- 上記の要件に加えて，未成年者および障害を持つ成人が，（個人的に）非治療的な研究もしくは薬品テストに被験者として参加できるのは，そのプロジェクトにリスクがないか，たとえあっても最小限である場合に限られる。
- 被拘禁者もしくは被拘留者は，戦争の捕虜もしくはいわゆる「不法な戦闘員（unlawful combatants）」を含め，非治療的な研究から原則として除外されなければならない。

先に扱ったあらゆる研究カテゴリーに関して，さらなる一般的な諸要件が考慮されるべきである。

● 前述したタイプの研究を実行するためのすべての本質的な要件が満たされていることを確保するために，必要とあれば立証するために，これらの要

件が包括的に文書化されるべきである。

● 報酬による誘惑から自由に研究プロジェクトに参加する同意を確保するために，参加報酬は，実費および生じた傷害の補償に限られるべきである。

● 研究者もしくは研究施設が，非治療的なものであれ治療的なものであれ，人体実験を行うことを防止するために，厳格な法的要件もしくは制限を課していない国では，それは安易に行うことは許されず，法的ルールの国際化が試みられるべきである。この国際化は，2つのレベルで行われるべきである。

- 国家レベルでは，医学研究のための国内基準は，少なくとも，すでに宣言，ガイドラインおよび条約によって国際的に認められてきた発効中の諸原則を志向すべきである。
- 国際的レベルでは，研究被験者に対する刑法上の権利侵害は，国際犯罪に格上げされるべきであり，また，普遍主義に基づいて国家の管轄権によって訴追されるべきであり，および／または補完性の原則に従って超国家的な管轄権によって訴追されるべきである。

2　臓器移植と人工臓器

臓器移植もしくは人体組織の利用に関する諸問題は，これまで，伝統的な刑法によってはほとんど十分な方法で考察されてこなかった。このことは，バイオテクニカルな技術により生成された人工臓器もしくは人体組織の産出および移植に関して，より真実性を増す。

● 主な欠陥は，次のとおりである。

- まず，暴行に対する一般規定が，身体の統一性への非任意的な侵襲に対して向けられるが，生体ドナーからの臓器移植は，ドナーが熟慮して彼の身体を提供しているというケースである。臓器を提供する際に，自由な同意を確証するための，および不適切なリスクからドナーを保護するための十分に明白な規定は，これまでのところ，多くの刑法典に欠如している。
- 刑法が，死者の死体を保護しないかぎりで，死体の組織があらゆる目的

のために盗まれるリスクに晒されている。
- 他方で，死体があらゆる侵襲に対して保護されているならば，もしくは相続する家族やその代理人の絶対的なコントロールに服するならば，他の患者を救命する処置のための臓器移植を実行する可能性が，完全に閉ざされるとまではいえないが，相当の制限を受けることとなる。

もし明白性についてのそのような不十分さおよび欠陥が存在しているとすれば，臓器移植の条件および手続，および人工臓器もしくは遺伝学的に生成された組織の利用に関する法的規制が望まれる。この法的規制は，レシピエントに臓器を提供するためだけではなく，臓器提供者の自己決定および身体の完全性を保護するためにもまた，さらに医師を法的リスクから守るためにも，望まれる。

新たな法を作るに際しては，とりわけ生体ドナーおよび死体からの移植に関して，明白なルールが必要である。

● 生体ドナーからの臓器移植の場合には，次の諸要件が本質的に重要である。

- ドナーは，リスクおよび行われる処置に関する十分な情報を受け取り，それに対して同意しなければならない。
- 再生できない臓器および物質について，および／またはその喪失が生命を危殆化するかもしくは健康に重大なリスクを与える臓器および物質については，特別なリスク・ベネフィット評価がなされるべきである。
- これらの制限には，子どもおよび法的能力が制限されている者に関しては，特別な注意深さが要求される。これらの傷つきやすい人々の法定代理人の同意があったとしても，臓器提供が許容されるのは，生命についての明白かつ現在の危険を有する近親者や親友を救うために必要な場合か，医学的に適合する他のドナーが見つからない場合に限られる。
- 同様の意味で，上記のことは，被拘禁者にもまた当てはまる。
- 法定代理人の同意が必要な場合は，その同意は独立した機関の審査および認可に服するべきである。法定代理人の利益となる臓器移植を実行する場合には，彼は，同意手続から除外されるべきである。

- 死者からの臓器外移植（organ explantation）の場合には，死者の同意の確認が重要な問題となる。現在では，主に3つの異なるアプローチが利用され，あるいは議論されている。
  - 一方で，もっともドナーに親しみやすい方法は，彼もしくは彼女の事前の明白な，少なくとも推定的な，特定の，もしくは他のありうるレシピエントに対する臓器外移植および臓器移植への同意を確保することである。
  - 死者の意思が十分に信頼できる声明または他の要素によって確証できない場合に，この同意志向型原則により類似しているのは，いわゆる代行型解決（proxy solution）である。確証することができない死者の個人的意思の代わりに，近親者によって意思決定がなされるのである。しかしながら，これは，少なくとも2つの観点において，さらなる明確化を必要とする。ひとつは，近親者のうち，誰が決定的なメンバーなのか，そして反対意見はどのように取り扱われるべきなのか，という観点である。そして，おそらくより重要な観点は，近親者の役割は，死者自身の意思がどのようなものであったのかを単に認定することに限られるべきなのか，および／または近親者が（も），自己の考えや確信によって意思決定してもよいのか，という観点である。
  - レシピエントにより親しみやすいアプローチは，いわゆる「反対意見型解決（objective solution）」である。ここでは，死者からの臓器もしくは組織の移植および外移植は，死者が生前にそのような処置に反対していないかぎり，つまり反対意思が知られていないかぎり，実行可能となる。
  - 確かに，これらの解決策のうちどれを選択するかは，何よりも，その国家の文化的背景に依存するが，特に家族内での人の役割や人の連帯（human solidarity）という道徳的義務に依存する。
  - 特にこの処置における家族の役割可能性に関して，死の確認にも，同様のことが当てはまる。いずれにせよ，臓器を早期に摘出することを防止するために，一般的な拘束力を有するルールによって死の基準を決定すること，および個々のケースにおいてこれらの基準が満たされているかを確定したうえでその処置が行われるように規制することが必要と思わ

れる。この確認手続は，臓器の摘出と移植の双方に関わっていない医師によって行われる必要がある。
- 人間の尊厳をもって死ぬ患者の権利は，臓器提供者としての適格性によって，何ら侵害されることはない。

● 生殖腺（卵巣もしくは精巣）の移植は，許されるべきではない。

● あらゆる種類の臓器および組織の移植に関して，商業化は，専ら禁止されるべきであるといわないまでも，コントロールされるべきである。

- とりわけ経済的な理由から，ドナーもしくはその近親者を搾取することによって得られた臓器および組織の利用を防止するために，国内および国際的な方策が採られるべきであり，必要とあれば刑事制裁によってこの防止を確実なものとすべきである。
- 関係者の同意なき人工臓器の摘出および再利用は，許容されてはならない。

3　ヒトの人工生殖

生殖補助医療（人工授精，体外受精，胚移植，代理母など）に関連する多くの法律問題は，多くの国々においていまだ十分に解決されていないように思われる。これは，（とりわけ生殖系細胞の提供もしくは提供者の扶助義務という事例における親子関係に関連して）家族法の問題，自己自身の家系を知る終局的権利，そして胚の地位という問題に行き着く。結局のところ，この領域において刑事制裁をどこまで利用するかという問題は，多くの国々において非常に論争のあるところである。

● 一般に，以下の点を考慮する必要がある。

- 一方で，ヒトの生殖を達成する際，生物医学技術は，それ自体，法的に容認できないものではないといえよう。
- しかしながら，他方で，国によってセーフガードが異なる可能性があるので，人工生殖技術が，国境を越えて行われる高度の誘惑があることに鑑みれば，国際的な協定が望まれる。

- 様々な生殖技術の特殊性とその倫理的評価という見地からは，規制手段には，異った取扱いが要求される。
- 刑罰による禁止が，もし生殖医療の領域において用いられるならば，それは幅広い社会的コンセンサスに反する不適切な活動にのみ向けられるべきであり，それゆえ，一定のグループによって不道徳だと判断される活動のみに向けられるべきではない。
- 必要であれば，一定の認可手続の要件および文書化義務の要求によって，行政的手段もしくは医師の場合には義務論的な懲戒が，刑法による禁止によって，代用されるとまでいわないにしても，補充されるべきである。

● これらと同様に，とりわけ以下のトピックを扱う場合には，規制と制裁が必要となりうる。

- 生殖医療によって出産された子どもの重要な利益の保護，とりわけ自身の出自を知る可能性を奪われない権利。
- 生殖系細胞の提供のための最小限の基準のセーフガード，とりわけレシピエントおよびその子孫の健康に関わる特徴を伝える義務を通してのセーフガード。
- 一定期間を超える生殖系細胞もしくは胚の保存の禁止。
- 死後受精の制限。
- 自然着床による発育段階を超えた胚の体外培養の禁止。
- 生殖系細胞および胚の取引の防止，およびいわゆる代理母による懐胎の商業化の防止。斡旋を目的とした広告もこれに含まれる。
- すべての関与者（生殖系細胞の提供者も含む）の自己決定権，ならびに医師の良心の自由の保護。
- 全面的な禁止までいかないにせよ，ヒト生殖以外の目的での胚の生成の制限。

4　生きている胚および胚性幹細胞に対する研究

　先に論じた多くの生殖医療技術は，ヒト胚を犠牲にせずには可能とはならなかったであろう。つまり，ヒト胚を犠牲にすることは，故意にせよ望まれたものでないにせよ，今のところは，必要な研究手続において避け難い結果

であろう。これが，人工妊娠中絶の禁止が適用される前になされ，受精卵が女性の子宮に着床する前になされた場合でないかぎりでは，受精卵の法的保護は，しばしば十分でないことがある。大多数の国においては，妊娠中絶についての規定は，胚が完全に女性の子宮に十分に定着することによる胚の着床の時点から適用されるので，研究者たちは，彼らが望むことを，体外で生成された移植されなかった胚を用いて行うであろう。それゆえ，彼らは，例えば，水で流すか実験目的で使用することで，胚を死にゆくにまかせるか，胚を死滅させるであろう。同様の，任意に使用する自由，もしくは死滅させる自由は，着床が完了する前に女性の子宮から摘出された胚に適用される。ヒト胚に対する侵害についての倫理的ガイドラインが存在する場合でさえ，たいていの場合，ガイドライン違反に対して義務論的にも法的にも制裁がなされないのなら，ガイドラインは遵守されえない。このように保護が不十分であるという状況は，納得のいくものではない。

　それゆえ，もしある程度の規制がやむをえないようであれば，まだ移植されていない胚の保護の根拠および射程は，大部分は胚の有する「道徳的地位」に依拠するということが考慮されなければならない。今のところ，それ自体として保護に値する存在としての体外胚の「道徳的地位」については，普遍的合意が得られておらず，これについての国際的議論はなお続いている。しかしながら，それにもかかわらず，初期胚を「人」とみなすべきか，それ自身が基本権を享受する存在とみなすべきかについての評価をしなくても，制限はあるにせよ原則としては，人の生命はまさに受精の瞬間から保護に値するということについては，世界規模で合意がなされているように思われる。つまり，胚段階のヒトの生命でさえも，道徳的観点からすると，ヒトに由来するものとして，人の生命と同様の基本的な尊重に値する存在以外の何者でもないのである[2]。

（２）　この評価についてのより詳細について，最近，ドイツ／フライブルクのマックス・プランク外国・国際刑法研究所の協力を得て行われた比較研究プロジェクトのナショナル・レポートとその結果について以下の文献を参照されたい。ALBIN ESER / HANS-GEORG KOCH / CAROLA SEITH (ed.), Internationale Perspektiven zu Status und Schutz des extracorporeal Embryo. Rechtliche Regelungen und Stand der Debatte im Ausland, 2007, with comparative resume by CAROLA SEITH, Status und Schutz des extrakorporalen Embryos. Eine rechtvergleichende Studie, 2007.

3 〈序論〉現代バイオテクノロジーの挑戦下における医事法のパースペクティブ［アルビン・エーザー］

　以上のことを根底に据えると，これらのガイドラインは，以下のようになるといってよい。

● 一方で，胚に対する介入が治療的処置として胚自体の福利をもたらすかぎりでは，倫理的にも法的にも特に反論はなされえない。この場合には，上述の，研究目的での治療的処置についてのルールが適用可能である。

　● しかしながら，同時に，他の関係当事者，とりわけ妊娠している女性の権利および利益が尊重されるべきである。

● 他方で，胚に関する非治療的研究の場合，まったく異なる主張がなされうる。

　● 原則として，専ら研究目的での胚の生成，もしくは必要性の増大している胚性幹細胞を獲得することのみを目的とした胚の生成は，なお激しい論争の的となっている。それゆえ，たとえ刑法で禁止されなくても，少なくとも最終的には義務論的制裁もしくは行政的制裁によって支えられる一定の公的コントロールが必要である。
　● 研究に利用される余剰胚を必要以上に生成させることを防ぐために，1回の生殖補助医療に必要とされる以上の人の卵子を受精させないようにすることが推奨されるであろう。
　● それとは別に，意図された死，もしくは不可避的に死を結果する胚の操作は，以下の場合にのみ許される。すなわち，胚が正規の手続によっては移植されえない場合，研究の目的が明確に定義されており，ヒト胚に対する研究によらなければ獲得しえない新たな高度な知識を得ることを目指すものである場合，および胚が通常の着床の段階を超えては成長していない場合である。

● 生殖系列細胞提供者の胚に対する「所有者性（ownership）」あるいは所有権（property rights）といった類の一切のものは，否定されるべきである。このことは，彼または彼女が関係する胚に関する研究を認めることについてその提供者から同意を得る可能性を排除するものではない。

● 胚性幹細胞の創出および利用に関しては，研究者の要求と公衆の反対意

見は，かけ離れており，このように明らかに見込みのある新しい研究領域における完全な自由を説く立場から，ヒト胚を犠牲にしなければならないかぎりで全面禁止を説く立場まである。立法を先送りすることは，とりわけその立法に刑事制裁が伴うのであれば，国境を越えた共同研究を危険に晒すことになりうる。この望ましくない状況には，少なくとも以下のような方法での国際的協調が必要とされる。

- 原則として，胚性幹細胞を獲得することは，一般的な胚研究を規制するルールとは異なり，ほとんど規制されえない。
- より規制が厳しくない国で獲得された幹細胞の輸入は，まだ生きている胚の破壊を誘発するかぎりでのみ禁止されうる。しかしながら，この制限は，輸入の要請に先立ってすでに獲得された幹細胞の輸入および利用を妨げてはならない。
- 国境を越えた研究の障害となることを避けるために，幹細胞の輸入もしくは利用に対する制限は，当該国家の領土内に限定されるべきである。

5　ヒトの遺伝子型への介入：ゲノム解析と治療

　この領域における目まぐるしい科学的進歩は，少なからぬ危険性と背中合わせである。それらをコントロール下に置くために，一定の規制が求められる。

● 原則として，人為的介入に対する遺伝的属性（genetic inheritance）の不可侵性は，法によって保護されるべきである。

- とりわけ，こうした技術の非治療的利用から個人を保護するには，特別な規制が必要である。
- 規制は，公衆の健康の利益を保護するためにも必要であろう。これは，とりわけバイオテクノロジーの実験によって引き起こされうる汚染から環境を守ることに関係する。

● 出生前遺伝子診断の利用は，出生前および出生後の胚の発育にとって特に危険であると思われる遺伝性疾患の疑いがある場合に限定されるべきである。

3 〈序論〉現代バイオテクノロジーの挑戦下における医事法のパースペクティブ［アルビン・エーザー］

- 医学的理由によっては正当化されない人工妊娠中絶を目的として胚の性別を確定させるために出生前にスクリーニングを行うことは，拒絶されるべきである。出生前診断に基づく医療上の助言は，産まれてくる子どもの健康が脅かされる危険がある場合に限定されるべきである。
- 出生前のスクリーニングに対する妊娠中の女性に要求される同意は，彼女が障害のある子どもを後に人工妊娠中絶する意欲に依拠してなされてはならない。

● 遺伝的障害に関する疫学的テストに関して，個人に関する情報を含む遺伝子診断は，たとえなされるとしても，診断が明らかな医療上の目的を有しており，収集された遺伝情報の悪用（misuse）から十分に保護されている場合にのみ利用することが許される。

- ある人をこうしたテストに関与させるのに先立って，包括的な情報提供がなされた後に同意が得られるべきである。
- 同じことは，遺伝情報のさらなる収集，保管，もしくは利用にも適用される。

● データのプライバシーを保証し，また，とりわけ雇用および保険に関して遺伝的スクリーニングもしくは遺伝子解析に基づいた違法な差別を禁止するために，特別な法的保護が求められており，また他の方法では十分に保護されないかぎりで，それは刑事制裁によって支えられるべきである。

● 遺伝子導入（gene transfer）に関しては，2つの技術が区別されなければならない。

- 治療目的の身体細胞への遺伝子導入は，医療処置のために規定されたルールが遵守されるかぎりで，さらに制限を課す理由はない。
- 治療以外の目的でのヒトの生殖系列細胞への遺伝子導入は，例外なく認められないように思われる。この技術は，少なくとも生殖系列細胞の治療の信頼性と安全性がそれに先立つ身体細胞への遺伝子導入治療や動物実験によって証明されないかぎりは禁止されるべきである。

● 人間に対するクローン実験は認められず，刑法によって禁止されてよい。

● ヒトの生殖系列細胞と動物の生殖系列細胞の核融合によってハイブリッドやキメラ個体の発育を目的とした実験が，人間の尊厳と調和することはほとんどない。そうした実験は，許されるべきではなく，他の手段で防止できなければ，刑法による制裁が科されるべきである。

V　医事法：「セクト的」区分から「統合的」分野へ

　このように，現代の医療やバイオテクノロジーの様々な領域を通じて異なる法部門を回顧してみると，この領域における評価および規制に関連しない法分野はほとんど残っていないことがわかる。すなわち，人間の尊厳および生命権（right to life），一方で身体の完全性および遺伝の完全性，他方で研究の自由に関わる憲法に始まり，私法上の損害賠償，そして家族法と続き，行政，労働，保険の問題を扱い，そしてしばしば職業的・義務論的手段および場合によっては刑事制裁で締めくくられる。

　今のところ，世界中のすべての国でないとしても，ほとんどの国において，こうした様々な法分野のそれぞれが，異なる学者や専門家によって研究されている。すなわち，本質的性格を持つ医療の法律問題は，憲法を主専攻とする学者によって取り組まれ，私法上の問題は家族法や不法行為法の法律家によって扱われ，犯罪化の問題は刑法学者などによって担当されている。そのような状況下で，実際のところ，いわゆる「医事法」は，まだそれ自体としては純粋な分野ではなく，むしろそれぞれが医療における法的問題に伝統的な法律の分野からアプローチする法律の区分のパズルである。そのため，私法，公法，刑法などといった「伝統的な」分野のうちのひとつの分野に主な領域を持つ医事法を代表する者たちは，たいてい議論されるべき問題の一部しか認識せず，それゆえ，医療問題全体を包括的に見渡し，理解する力を欠く。このことは，伝統的医事法は，様々な法律の分野から切り取られた区分の「セクト的」構成物にすぎないということを意味する。

　かくして，いまだに欠けており，より必要とされるのは，こうした様々な部門のうちのひとつの専門家というよりも，むしろ特定の法部門から得られ，全体像へと統合された様々なセクト的知識を中心で結合する者によって構築された分野である。しかしながら，私法，刑法，あるいはその他の特定の法

律の部門を専門とし，自身の専攻から医療問題へアプローチしている学者によってこれがなされることはほとんど期待できないので，むしろ様々な法部門の関連部分に焦点を当てた医療上の観点から，中心部に軸足を置いて，医学の発展によって法律から求められるものを選び，統合する者が求められているのである。

簡潔に言うと，これこそが，私が伝統的な「セクト的」医事法から「統合的」医事法への転換を主張する際に念頭に置いていることである。「統合的」医事法への転換がより詳細に必要とするものは，ここでは扱いえない。その代わりに，許されるならばインターネットでダウンロードできる私の最近の論文を紹介したい(3)。

いずれにしても，医事法の統合的概念なくしては，現代の医療やバイオテクノロジーの法的挑戦を抑えることはほとんどできないということを，私は確信している。

［本稿の原題は，Albin Eser, Perspectives of Medical Law. Under the challenges of Modern Biotechnology である：訳者］

（3） *Albin Eser*, Perspectiven des Medizin(straf)rechts. In : Wolfgang Frisch (ed.), Gegenwartsfragen des Medizinstrafrechts, 2006, pp. 9-31. インターネットで入手可能である。www.freidok.uni-freiburg.de/volltexte/3723/ ［この論文の邦訳については，本書第1部第2章以下参照：訳者］

◆ 第1編 ◆
人体の利用と法的ルール

4　人体商品化論
―人体商品化は立法によって禁止されるべきか―

粟　屋　　剛

はじめに――問題の所在――
Ⅰ　人体資源化と人体商品化
Ⅱ　人体の人工化・人間のサイボーグ化と人体商品化
Ⅲ　人体商品化は人間の尊厳を侵害するか
Ⅳ　人体商品化の効用
おわりに――結論――

はじめに―問題の所在―

　臓器売買は世界中の多くの国が立法によって禁止している(1)。しかし，現在進行中の広範な人体商品化(2)については，それは臓器売買より人類の文化，文明のあり方に関わる問題としてはるかに意味するところは大きいと思われるが，日本を含めて，立法によって禁止している国は見当たらない。すなわち，人体商品化は，黙示的にではあれ，世界的に容認されているといえる。

　臓器売買禁止の重要な根拠(3)の一つは，それが「人間の尊厳」を侵害す

（１）　アメリカ「全米臓器移植法」（1984年，その後改正あり）第301条，イギリス「ヒト組織法」（2004年）第32条，インド「ヒト臓器移植法」（1994年）第19条，日本「臓器の移植に関する法律」（1997年）第11条，中国「人体器官移植条例」（2007年）第3条など。フィリピンは臓器移植法を制定しながら臓器売買を禁止しなかった（粟屋剛「フィリピン臓器提供法」（翻訳）徳山大学論叢第37号（1992年）1～13頁参照）。なお，各国の臓器売買禁止立法によっても，すべての形態の臓器売買が禁止されるわけではない。「移植」目的の臓器の売買が禁止されるのみである。したがって，医学実験・研究用，医薬品製造用，医薬品試験用などの臓器の売買は禁止されない。

（２）　人体は，人体全体，臓器，組織，細胞，遺伝子の各レベルで，移植医療用，医学実験・研究用，医薬品製造用，医薬品試験用などに利用されている（＝人体の資源化）。例えば，死体（ないし脳死体）から採取される移植用のヒト組織としては，骨・軟骨・骨髄，皮膚，角膜・網膜・強膜，筋膜・硬膜・心膜，心臓弁，腱―アキレス腱ほか―，靱帯，血管，鼓膜・耳小骨，気管・気管支などがある。これらのうち，例えば，骨，軟骨，皮膚，硬膜，心臓弁，血管，腱などはアメリカではすでに，実質的に商品化している（アメリカでは，ヒト組織は臓器の範疇に入れられている（「全米臓器移植法」）のでそれらの売買は禁止されているということになるが，それにもかかわらず，ヒト組織は技術料などの名目で実質的に商品化している）。なお，「人体商品化」の語は一般に，臓器売買を含めて，広く，死体や，生体・死体から分離・切断されたその一部の商品化を意味するが，本稿ではとくに，上述の移植用ヒト組織の商品化を想定して用いている。

（３）　各国の具体的な立法において，禁止の根拠は必ずしも明確ではない。当初から世界中で，禁止されるべきであるのはかなりの程度に自明と考えられていた節がある。日本の臓器移植法における臓器売買禁止の根拠については（主要なものとして）「移植機会の公平性」の担保が挙げられている。それは次のようなかつての脳死臨調の見解に示されている。臓器売買を許せば，「経済力のある者にのみ移植を受ける機会が与えられ，移植機会の公平という見地から見ても許容し難い問題が生じかねない」。学説も一般に

るということだが，そうだとすれば，同じ根拠をもってして人体商品化も禁止されてよさそうである。しかし，前述のように，現実はそうではない。

では，事実として，なぜ人体商品化は臓器売買のように立法によって禁止されないのか。そもそも，人体商品化は立法によって禁止されるべきものなのか。前者，すなわち，事実として，なぜ人体商品化は臓器売買のように立法によって禁止されないのか，という点については，次のようなことが理由として推測される。

臓器売買では患者からドナーへの直接，間接の臓器代金の支払いがあるが，人体商品化では通常ドナーへの金銭の支払いはない。また，臓器売買には第三世界の貧しい人々からの搾取やブローカーの暗躍などといったイメージがあるが，人体商品化にはそのようなイメージはない。

ただ，この点の社会学的な解明は本稿の意図するところではない。本稿[4]は後者，すなわち，人体商品化は立法によって禁止されるべきものなのか，という点について，このような小論では十分に論証できないことは百も知りつつ，生命倫理の視点から若干の考察を行うものである。

I 人体資源化と人体商品化

人体商品化は，人体の資源化の延長線上にある。人体はすでに医療資源となっている[5]。資源化したものは商品化しやすい。「資源」に値段がつくの

　この点を禁止の根拠として挙げる（例えば，中山研一・福間誠之編『臓器移植法ハンドブック』（川口浩一執筆部分，日本評論社，1998年）81～85頁）。さらにいえば，日本初の臓器売買事件（「宇和島臓器売買事件」）に対する松山地方裁判所宇和島支部判決平成18年12月26日も，臓器提供の公平性は臓器移植法の基本理念であるとしている。ただ，公平・不公平をいうなら，世界的に見れば，移植医療自体，ひいては医療全体がきわめて不公平である。なお，立法による禁止の根拠に関する議論を含めて，臓器売買賛成論および反対論について，粟屋剛『人体部品ビジネス』（講談社，1999年）191～207頁参照。

（4）　本稿は，早稲田大学比較法研究所50周年記念「医事法国際シンポジウム」（2008年6月28日）における筆者の報告「人体商品化とその倫理的・法的・社会的問題」に手を加えたものである。

（5）　註(2)参照。

はきわめて自然である。ここには,「テクノロジー,とりわけ医療テクノロジーが人体を資源化し,市場経済がそれを商品化する」という構図が見られる(6)(現象的にはもちろん,ほぼワンセットではあるが)。なお,人体部品の場合に限らず,商品化が,よりよい物・サービスをより広く提供することを可能にするのはいうまでもない。

さらには,すでに指摘されているように,人間は,これまで自然(土地,天然資源等)や動植物を商品化し,さらには労働(力)—人体の機能—を商品化してきたが,今,人体構造そのものを商品化し始めている(もちろん,個別に見ると,商品化されていない自然,動植物,労働(力),人体構造等があるのは当然である)。市場経済下においては,基本的に,あらゆるものが商品化する(させられる)可能性を持つ。人体も例外ではない(7)。

現在の医療テクノロジーと市場経済を前提とする限り人体商品化はある意味で,自然の流れである。残念ながらというべきか,当然にというべきか,事実として,我々は人体部品が流通する新しい時代に突入しつつある。

II 人体の人工化・人間のサイボーグ化と人体商品化

近時,人体は人工化している。現代では,一定程度以上の年齢の人だと,身体内に人工物を持たない人は少ない。入れ歯,歯科インプラント,歯科の詰め物,豊胸用のシリコン,二重瞼用のナイロン糸,人工心臓,ペースメーカー,人工骨,人工関節,人工血管,義手・義足等々。人体の人工化の延長線上には人間のサイボーグ化がある(8)。人間は,近未来的には程度の差はあれ,サイボーグ化する可能性がある。頭蓋内にナノ・コンピューターを埋め込むかもしれない。脳とコンピューターのインターフェイスはすでに開発され,一部,実用化されている。

---

(6) 粟屋剛『人体部品ビジネス』(講談社,1999年)8頁。
(7) 同上。
(8) 粟屋剛「人間は翼を持ち始めるのか?―近未来的人間改造に関する覚書」西日本生命倫理研究会編『生命倫理の再生に向けて』(青弓社,2004年)149〜193頁(後,同タイトルで,上田昌文・渡部麻衣子編『エンハンスメント論争 身体・精神の増強と先端科学技術』(社会評論社,2008年)に再録(218〜249頁))。

では，人体の人工化（ひいては人間のサイボーグ化），具体的には，人工身体部品（パーツ）の存在は何を意味するだろうか。それらには当然ながら，値段がついている。このことは，生身の人間の身体部品の経済的，商品的価値を推測せしめるものである。臓器についていえば，例えば人工心臓の存在は，脳死体から採取された心臓の経済的，商品的価値を推測せしめるものである。埋め込み型人工心臓は約1500万円するが，脳死体から採取された本物の心臓は性能的には人工心臓をはるかに上回るので，その本物の心臓は少なく見積もっても1500万円の経済的，商品的価値があることになる。もちろん，現実には，各国の臓器移植法が移植用臓器の売買を禁じているので，脳死体から採取された本物の心臓は無償（タダ）であるが。

なお，心臓を含めて臓器の商品化に関して次のようなことがいえそうである。現在のところ，ヒト組織は冷凍保存できる（そして，現にされている）が，臓器は冷凍保存できない―その技術がない―。冷凍保存が可能であるということと，値段がつく，すなわち商品化するということとは一応別次元のものではあるが，仮に臓器の冷凍保存技術が完成し長期保存が可能になれば，そして，それが大規模に行われるようになれば，冷凍保存費など名目は何であれ，事実上，値段をつけざるを得なくなるであろう。「世界移植ネットワークのコンピューターによれば，「5年物」のあなたにぴったりの心臓が南アフリカのケープタウンにあります。2000万円しますが，輸入されますか」となるのではないか[9]。

Ⅲ　人体商品化は人間の尊厳を侵害するか

仮に人体商品化を立法によって禁止すべきとすれば，その重要な根拠となりそうなものは，前述のように，「人間の尊厳」の侵害であろう。では，人体商品化は本当に人間の尊厳を侵害するのか。

人間の尊厳とは平たく言えば，人間を動物や物のように扱ってはならない，という命題（＝倫理規範）である[10]。「人間を動物や物のように扱う」行為

---

(9)　粟屋剛『人体部品ビジネス』（講談社，1999年）36頁［ただし，文章を若干加筆訂正］。
(10)　人間の尊厳の概念は多義的であいまいだが，最大公約数的に，このようにしておく。

には，人間を奴隷として扱う—牛や馬のような労働をさせたり商品として売買したりする—行為も含まれる。したがって，人間を商品として扱うことは当然，人間の尊厳を直接的に侵害するものであるといえる。

では，生きている人間そのものではなく，人体—死体や，生体・死体から分離・切断されたその一部—を物，資源ひいては商品として扱うことはどうか。以下，この点について考察を加える。

人間は物ではないが，人間の身体は基本的に物である[11]。しかし，単なる物ではない。それは，特殊，特別な物である。人類は大昔から，死体や，生体・死体から分離・切断されたその一部を，「物」ではあるが単なる物ではない特殊，特別な物であるとして丁重に扱ってきた，と推測される。例えば，死体はそもそもは始末に困るものであるが，人類はそれに敬意を払い，丁重に扱ってきた[12]（「死体の尊厳」という言い方をする場合もある）。また，頭蓋骨でできた碗や大腿骨でできた笛なども存在するが，それらは，たまたま材料が足りないので頭蓋骨や大腿骨を材料として作られたというのではなく，宗教儀式や葬儀などで特別な意味を持たせるためにわざわざ作られたものである。

では，人類はなぜそれらを丁重に扱ってきたのか。それは，まさに人間由来であるからであろう。

このように，人類は，漠然としたものであったかもしれないが，死体や，生体・死体から分離・切断されたその一部を丁重に取り扱うべしという倫理規範を持っていたのではないかと考えられる。これを「人体丁重取扱原則」と呼ぶことができる[13]。

汗牛充棟の概念論争はおく。
(11) 粟屋剛『人体部品ビジネス』（講談社，1999 年）160 ～ 167 頁。
(12) この点に関して，ネアンデルタール人は葬式（らしきもの）を行っていたという（武見太郎編『医科学大事典(18)』（講談社，1982 年）227 頁）。
(13) ここで要求される丁重さの度合いは，基本的に，人体全体，臓器，組織，細胞の順に小さくなると考えられる。また，例えば同じヒト組織でも，生きている組織と死滅した組織ではやはり後者のほうが，要求される取り扱いの丁重さの度合いは小さいだろう。このように，「丁重取扱性」には逓減性があると考えられる。これを「丁重取扱性逓減則」と呼ぶことができる（粟屋剛「ヒト組織・細胞等をめぐる社会的，法的，倫理的問題　改訂 2 版」伏木信次・樫則章・霜田求編『生命倫理と医療倫理』（金芳堂，140 ～

以上のように考えるならば，人体を単なる物，資源ひいては商品として扱うことはこの人体丁重取扱原則に違反するということになるであろう。

　さて，この人体丁重取扱原則は，死体や，生体・死体から分離・切断されたその一部がまさに尊厳ある人間に由来するものであるからこそ成立するものである。そうだとすれば，人体丁重取扱原則は「人間の尊厳」の命題から派生するものとして位置づけることが可能であるといえよう。テクノロジーおよび市場経済による人体からの広範な世界的規模の「収穫」（「収奪」というべきか）が可能になりつつある今，それはまさに現代的要請であると思われる。なお，人体丁重取扱原則は「人間の尊厳」という大原則を担保するものと考えてよいだろう。「防波堤」といってよいかもしれない。

　ここで，人体丁重取扱原則は「人間の尊厳」の概念の成立以前からあるので，それから派生するものと位置づけるのはおかしい，という批判もありうる。しかし，この批判には次のように反論できそうである。人類は，人間の尊厳という言葉，概念が登場する以前から，お互いを他の動植物とは違った別格の存在として，特別扱いしてきたと推測される。これは，人間の尊厳の思想の源流であろう。したがって，人体丁重取扱原則は，少なくともこのような人間の尊厳の思想の源流と通底するといえるであろう。

　このように考えるならば，人体商品化は基本的に，人体丁重取扱原則違反という媒介項を通して，人間の尊厳を間接的にではあれ，またその程度は別にして，侵害するものであるといえるであろう[(14)]。

　ほかに，ここで詳細に検討する余裕はないが，人体商品化は，人類が長年培ってきた身体に関する倫理観に反する，ひいては，人類の伝統文化を破壊する，などという言い方も可能であろう。

148頁））。
(14) ここで，人間の尊厳がどれほどの価値であるのか，という問題もある。この問題は大きい。人間以外の動（植）物から見れば，人間の尊厳など，人間のエゴにすぎないであろう。人間（のみ）に尊厳があるとするのは，まさしく人間が作った，一つの（単なる）人間観である（粟屋剛「ヒトES細胞に尊厳はあるか」再生医療第4号（2005年）91～96頁）。それは所与ではない。おそらくは「共同幻想」であろう。

Ⅳ 人体商品化の効用

上述のように，人体商品化には，人間の尊厳の侵害という重大な倫理問題がある。しかし，その一方で，人体商品化が大変有用であることも確かである。それには大きなメリットがある。例えば，70万円程度の小さな心臓弁一つで一人の人間の命が救われる(15)。私は誰の命を救ったこともないが，アメリカ「人体部品」産業の旗手であるクライオライフ社は，まさに彼らのいう高品質のサービスを通して，言葉を換えていえば，彼らのビジネスを通して—彼らの主力商品である死体から採取され加工された心臓弁を販売して—，すでに2万人を超える人々の命を救っている(16)。この事実は重い。

ほかにも，前述のように，骨，軟骨，皮膚，硬膜，心臓弁，血管，腱など，さまざまな移植用ヒト組織が商品化しているが，それらの恩恵を受けている人々は欧米を中心にして少なく見積もっても数百万人はいるだろう。

このように見てくると，人体の商品化（およびそれに先立つ人体の資源化）は患者ひいては人類への恩恵であり，人類の幸福，福祉に寄与するものといえるだろう。

なお，ここで，「人体資源化・商品化は患者ひいては人類への恩恵であり，人類の幸福，福祉に寄与するから，それらは人間の尊厳を侵害するものではない」といえるだろうか。この点については，「人体資源化・商品化は人類

---

(15) 患者の心臓の弁の置換が必要になったとき，アメリカでは死体ないし脳死体から採取され加工された「死体弁」が用いられる。日本では基本的に機械弁や動物弁が用いられる（死体弁が輸入され，用いられることもある）。東南アジアでは移植などせずに死んでいく（もちろん裕福な人は別だが）。なお，機械弁は凝血を引き起こす。したがって，機械弁を埋め込まれた患者は抗凝血薬を生涯飲み続ける必要がある。多くの患者，とくに幼児の患者などは抗凝血薬に耐えられない。また，動物弁はしばしば石灰化し，変性する。したがって，動物弁を移植された患者は，再移植等が必要となることが多い。ヒト由来の心臓弁—死体弁—にはこれらの心配がない。また，臓器移植を受けた患者は免疫抑制剤を生涯にわたって飲み続けなければならないが，いったん冷凍保存されたヒト組織の移植を受けた患者は免疫抑制剤を飲む必要がない。これは大変な利点である。メカニズムはよくわかっていない。

(16) クライオライフ社は1990年代に，すでにそうだった（粟屋剛『人体部品ビジネス』（講談社，1999年）26頁）。

の幸福，福祉に寄与するけれども，人間の尊厳も侵害している」と考えるべきであろう(17)。

おわりに―結論―

人体商品化は急速な勢いで進行している。前述したように，それは人間の尊厳を侵害するので倫理的に問題がある。しかし，大きなメリットがあることも確かである。したがって，利益衡量が許されるなら，人体商品化は「倫理的に正しい」とまではいえないが，「倫理的に容認される」(18)範囲に入るといってよいのではないかと思われる。ここでは，人間の尊厳などという抽象的価値よりも，商品化したヒト組織等を使用して目の前の患者が救命ないし延命され，生活の質が改善されることの方が優先される，という価値判断―功利主義的価値判断―が行われることになる（この場合，「人間の尊厳」も功利計算に入っているということになるだろう）。このような価値判断に対しては，目の前の利益に目がくらんでいる，などという批判がなされそうだが，やはり，目の前の利益は大事である。ただ，実はそのような功利主義的発想こそがまさに問題の核心である，などという立場，考え方ももちろんありうる。

このように考えるならば，結論的には，人体商品化は立法によって禁止さ

---

(17) 粟屋剛「現代医療―人体の資源化・商品化と人間の尊厳―」加茂直樹編『社会哲学を学ぶ人のために』（世界思想社，2001年）189頁。

(18) 行為の倫理性の評価を「倫理的か，非倫理的か」，あるいは，「正しい（正当）か，間違っている（不当）か」などというオール・オア・ナッシングの二段階で行うならば，評価結果は硬直化したものになる。「倫理的」と「非倫理的」の間に「倫理的に容認される」と「倫理的に容認されない」の二つの段階を設けるならば，より柔軟に行為の倫理性を評価できる（粟屋剛「代行判断者を立てるべきか否かを決定するための患者の判断能力の有無の判定基準たる判断能力の概念について」日本臨床麻酔学会誌第26巻第3号（1996年）309〜314頁）。これを「倫理評価四段階説」という。本稿はこの考え方に従っている。なお，例えば，「訴えられると困るから患者にきちんと説明しよう」という医師の態度は，動機が（その程度は別にして）不純であるから「倫理的（に正しい）」とまではいえないが，いずれにせよ患者はきちんと説明してもらえるわけだから，「倫理的に容認される」と評価できると思われる。

れるべきであるとまではいえないのではないかと思われる[19]。なお，そうだとすれば，我々にはいずれ，人間の身体の持つ意味の変容に応じて新しい身体観が必要とされる，という認識が必要になってくるだろう。そして，我々は，そのような新しい身体観にふさわしい新しい倫理規範（ひいては法規範）を用意する必要に迫られることになるだろう。

---

[19] もちろん，立法によって禁止されないとしても，その場合も規制（コントロール）が必要であることはいうまでもない。

5　フィリピンにおける腎臓提供

ラリーン・シルーノ

甲斐克則
新谷一朗　訳

Ⅰ　はじめに
Ⅱ　フィリピンにおける生体臓器提供の歴史
Ⅲ　フィリピンにおける生体臓器提供の現状と制度改革
Ⅳ　おわりに──実態調査からみた今後の課題

5 フィリピンにおける腎臓提供 [ラリーン・シルーノ]

I　はじめに

　私は，フィリピンにおける腎臓移植について述べることにしたい。まず，この会議をオーガナイズしてくださった甲斐克則教授に感謝申し上げるとともに，この場に来て話をする機会を提供してくださった粟屋剛教授に感謝を申し上げたい。全体の流れとしては，まず，フィリピンにおける腎臓移植の歴史について，それがどのように始まったのかということを述べ，つぎに，プロトコールと最新の情報について述べ，最後に，われわれの実態調査について述べることにしたい。

II　フィリピンにおける生体臓器提供の歴史

　1　まず，フィリピンにおける生体臓器提供の歴史について話を進めていくことにしよう。

　1981年に，ナショナル・キドニー・ファンデーション・フィリピン（National Kidney Foundation of the Philippines（NKFP））という組織ができた。NKFPが，腎臓移植と臓器提供について取り仕切っている場所ということになる。フィリピンにおける最初の腎臓移植は，1983年に3人のアメリカ人の医師たち（Dr. G. Baird Helfirch of Georgetown University, Dr. Edgar Milford of Harvard's Brigham and Women's Hospital および Dr. Barry Kahan of the University of Texas Medical School and Organ Transplantation Center）によって行われた。

　この組織ができあがって4年ほど経った1985年に，バッセコ（Baseco）という村で，初めて営利的なドナーが出現して，それで腎臓移植が行われたのである。総額50,000ペソ（フィリピンの通貨単位），アメリカドルでいうと1000ドルくらい，日本円でだいたい10万円くらいで行われたということである。この村は，港湾地で，「腎臓のない島」といわれるくらい，そこに住んでいる人が皆腎臓を提供しているということで知られているが，そこはスラム街であった（写真は略）。最近はNGOが入って住居の状況がよくなっているが，当時はこういうスラム街であるということを付け加えておく。

101

1990年に、死者からの臓器提供のプログラムが、上述のNKFPの下で立ち上がり、いわゆる臓器提供カード（ドナーカード）もできたが、法的な拘束力がないということで、本人がこれを書き残していても、家族がなお提供しないという事態も起きていた。死亡後の提供についてのカードは、それほど普及していない。その理由としては、それを持っていると早く殺してもらってもよい、ということになりかねないので、あまり普及しないという状況がある。

　2　1991年に臓器提供法（Organ Donation Act of 1991）が制定され、これによって、18歳以上の健常な精神（sound mind）を有する者は誰でも、法律上、死亡後に、自己の身体のすべてあるいは一部を提供できるようになった。その目的が日本の場合と違う点は、教育目的と研究目的、それから医学と歯学の進歩のため、治療のため、あるいは移植のためという広い目的のために、死後、自己の身体あるいはその一部を提供できるようになった点である。

　臓器移植法もできたので、政府としては、死体からの臓器提供を推進するという流れになっていたが、実際にどのくらい行われているのかというのが〈図1〉および〈図2〉である。〈図2〉で示されているのは、◆が親族関係のある生体ドナー数であり、■が親族関係のない生体ドナー数であり、▲が死体からのドナー数である。これを見ると、死体からのドナーがかなり少ないということがわかる。

〈図1〉　腎臓移植数の増加

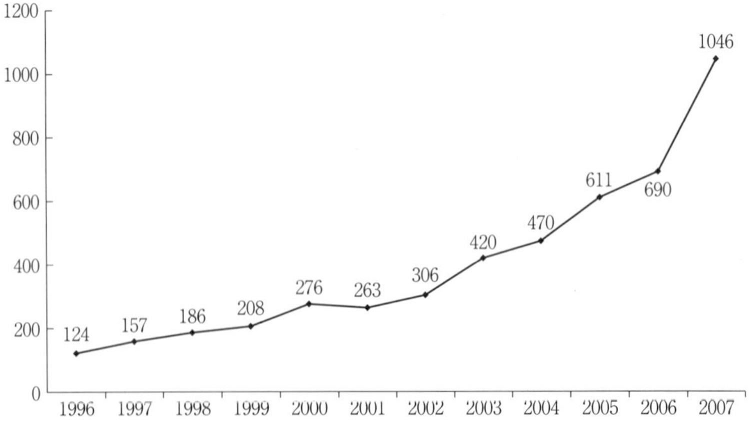

年	件数
1996	124
1997	157
1998	186
1999	208
2000	276
2001	263
2002	306
2003	420
2004	470
2005	611
2006	690
2007	1046

〈図2〉死体ドナー数の低さ

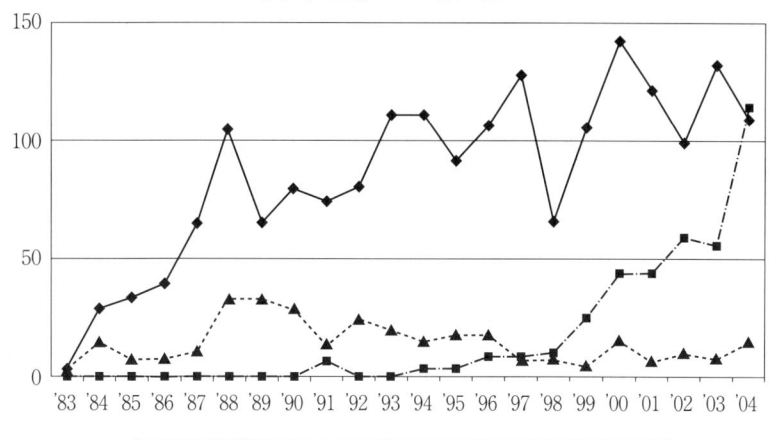

| | 親族関係のある生体ドナー数 | 親族関係のない生体ドナー数 | 死体ドナー数 |

出典：〈図1〉および〈図2〉ともに Philippine Renal Disease Registry

データの信憑性には疑問を呈することもできる。これは，公式のデータとして出されているが，実際はこれより多いのではないかといわれている。

〈図3〉は，フィリピン腎臓病登録というところから得たデータで，死亡後のドナー（▲の部分）と生体ドナー（■の部分）との差がわかる。確かに，生体ドナーは増えているが，血縁関係のあるものとないものが含まれている。わざわざこれを分けていない背景には，営利的な臓器提供というものを隠すという意図が読み取れる。

あるテレビ報道によれば，ブローカーがいて，それで営利的な臓器提供のシステムが存在するということが公にされた。

3　2000年に国連のプロトコールが出て，人身売買（trafficking）が禁止された。その中には臓器の摘出も含まれており，お金のやり取り，および対価の受け取りが禁止されて，それは搾取にあたる，ということが明記されたのである。この国連のプロトコールにフィリピンは拘束されるはずなのだが，実際には3,000USドルで売買している，という報道がなされた。

しかし，2002年，フィリピンの厚生省（Health Department）から出た行政命令（Administrative Order（AO）No.124, s.2002）で，腎臓を売買することが禁止された。これは，厚生大臣から出されたものなので，法律ではないが，

〈図3〉

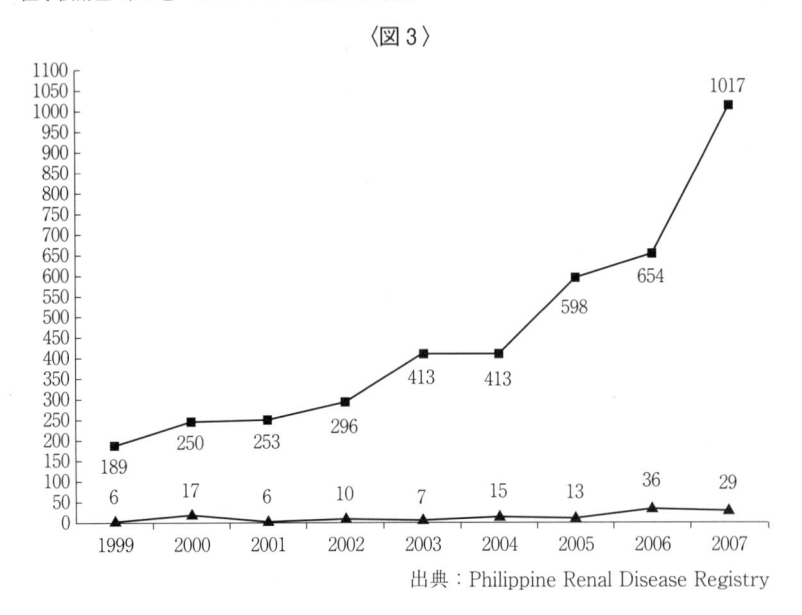

```
1999: 189, 6
2000: 250, 17
2001: 253, 6
2002: 296, 10
2003: 413, 7
2004: 413, 15
2005: 598, 13
2006: 654, 36
2007: 1017, 29
```

出典：Philippine Renal Disease Registry

親族関係のない生体ドナーからの腎臓の提供について売買が禁止されたのである。

Ⅲ　フィリピンにおける生体臓器提供の現状と制度改革

1　行政命令が臓器売買を禁止したにもかかわらず，実際にはブラックマーケットがある。その構造は，潜在的な臓器提供者がいて，間にブローカーが入って，医師が入って，提供を受けるレシピエントが存在する。レシピエントは，多くの場合外国人だが，場合によってはブローカーも外国人であることがありうる。場合によってはブローカーが地域に出向いて，お金と引き換えに「腎臓を1つ提供しませんか」，と一戸ずつ訪ねてまわることもあるし，逆に，腎臓を提供して対価を得たいと考える人がブローカーにアプローチして，紹介を受けるというシステムが可能となっている。行政命令で禁止されているが，国立の病院でも，このブラックマーケットは実際に存在する。

ブラックマーケットに関して，お金が実際にどれくらい支払われるかとい

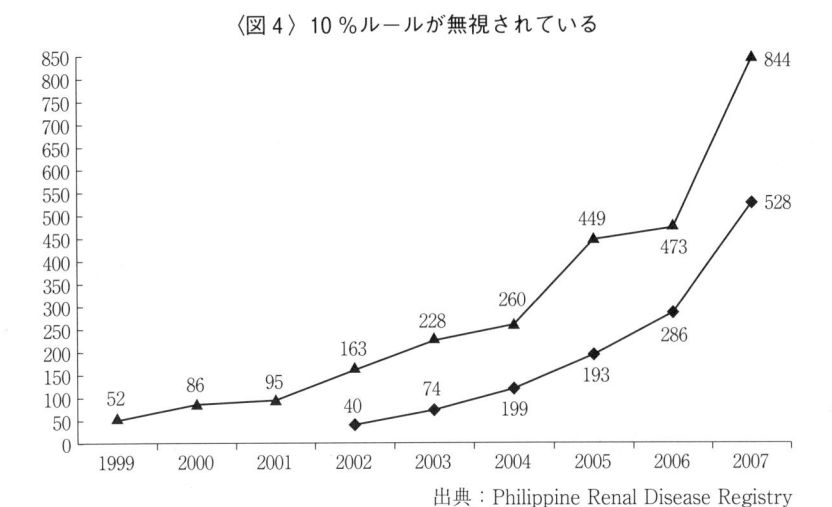

〈図4〉 10％ルールが無視されている

出典：Philippine Renal Disease Registry

うと，公的なプログラムを通じて腎臓移植を受ける場合，19,000USドルである。私的な病院でファンデーションを通じて行う場合は，47,000USドルである。ドナーが受け取る対価は，2,381USドルであるから，少ないといえる。ブローカーが1人のドナーあたりに得る利益は714USドルだが，高い場合には3,000USドルにもなる。

　上述の行政命令で，外国人のレシピエントは10％以内というルールがあったが，そのルールはほとんど守られていないということが，〈図4〉のグラフによって示されている。外国人のレシピエント数が増えているのは明らかであり，LNRDs（親族関係のない生体ドナー）は著しく増えており，外国人がこれによって利益を得ているのであり，移植を受ける機会を多く受けているのである。

　2　上述の国連のプロトコールを受けてフィリピンの国内法として2003年に制定されたものが，臓器売買禁止法（2003 Anti-Trafficking in Persons Act（R.A.9208））であり，これが唯一の臓器売買・摘出，搾取を禁止するものである。

　〈図5〉のグラフのデータもまた，先ほどの腎臓登録から出てきたものであるが，人身売買を禁止した上述の法律もまた，無視されていることを表わしている。なぜなら，▲の親族関係のない生体ドナー数がこれほど多くて，

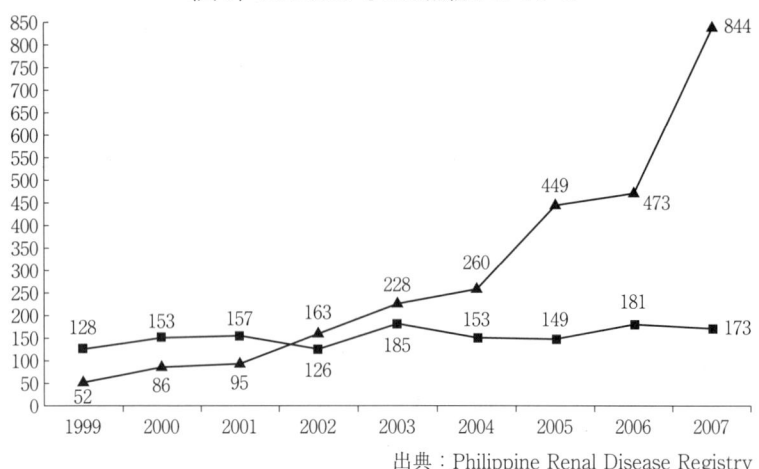

〈図5〉R.A. 9028 もまた無視されている

(グラフ：1999年から2007年までのデータ)
- 上の折れ線（▲）: 52, 86, 95, 163, 228, 260, 449, 473, 844
- 下の折れ線（■）: 128, 153, 157, 126, 185, 153, 149, 181, 173

出典：Philippine Renal Disease Registry

■の親族関係のあるドナーの数と比較すると，いかに金銭による動機づけのあるドナーが多いかがわかる。

　臓器売買は禁止されているが，フィリピン臓器提供プログラム（the Philippine Organ Donation Program（PODP））でも，書類上は，ドナーに保険や検診を10年間受けられるという特典を与えて，臓器提供を促進しようとしたのだが，誰もそれを受け取ることはなかったのである。政府は，これを提供することによってブラックマーケットをなくそうとし，臓器提供しようとしている人をこちらのプログラムに誘導するような形で進めたが，現在では凍結されている。ブラックマーケットをなくすために作ったものではあるが，結局，機能していないので，人々はブラックマーケットに行くのである。

　現実の写真［略］が示すように，臓器の分配に関する透明性というのは確保されていないし，違反に対して何の制裁も加えられていない。また，ドナーの健康と経済的状態について，術後のモニタリングもまったくなされていない。

　3　同じく腎臓病の登録から出てきた2005年のデータによると，外国人のレシピエントが193件（31％）という具合に，いかに多いかが示されているとともに，死者からの提供が少ないということ（13件）と，営利的なものと思われる親族関係のないドナーからの提供が非常に多いこと（449件）が

示されている。その1年後の2006年にどれくらい増えたのかというと，外国人のレシピエントの割合はさらに高まり，286件（42％）になっている。ほとんどがヨーロッパ，中近東の人である。2007年になると，さらに数も増えて，外国人が臓器を受け取る割合が63％まで増えていることがわかる。

そこで，WHOが，中国，パキスタン，エジプト，コロンビアとともに，フィリピンを臓器取引のホットスポットとして挙げた。外国人のレシピエントが増えたということを背景にして，2006年にはより安価な臓器移植を受けられるように外国人のために，上述のツーリズム・プログラムを一度作ったが，2008年の3月に，腎臓移植についてはこれを適用しないというように政府は方針を変更したのである。大統領が2008年4月29日に声明を出して，外国人はもはや腎臓移植を受けることはできないというように方針を変更したが，これは法律ではない。

移植を行っている病院についてみると，認可を受けている32の病院のうち14が10％リミットという外国人のレシピエントに関するルールを守っておらず，それによって8つの病院が，それ以降移植ができなくなり，6つの病院は，認可が切れた後に認可を取り消されるという状況になっている。

なお，今年（2008年）の4月の末に外国人に対する臓器提供は禁止されたはずだが，5月に人道的な理由で8人のイスラエル人に対して腎臓移植が行われたことが明らかになっている。告発するという話もあったが，実際には何も行われていない。

Ⅳ　おわりに──実態調査からみた今後の課題

こういう状況であることから，今後どうするかというと，動物から腎臓をもらうという方法しかないようにも思われる。

動機づけなどを調べる目的で，営利的な臓器提供についての聞き取り調査を行っているが，そのメンバーの中に私や粟屋教授が入っている。ドナーのその後の健康上・経済上の状況についてのフォローアップを行うということと，政策について，あるいは立法について，その方針を立てるという目的があった。営利的な臓器適用に含まれる倫理的な問題について関心を啓発し，一般的な関心を高めるという目的である。

その調査によると，本当は45歳くらいまでしか臓器提供ができないはずなのに，60歳まで提供しているという事実も判明した。23％のドナーが失業状態にあり，職業を有しているとしても運転手や建設現場，漁師，農家などで，女性のドナーについては仕事を持たない主婦であった。収入については，1日だいたい4USドルくらいしか稼げない人たちが多い。

　実施病院は，私立病院もあるし，公立病院もある。そこにおいて対価としてどれだけ支払われているかに関するデータもある。外国人レシピエントのうちの5％，15人が日本人であるということも判明した。ドナーがレシピエントと会ったかというと，66％の人が会っていなかった。その後，ドナーと何か親しい関係を作ったかというと，ほとんどの人がそういう関係を作っていないということが判明した。

　動機づけの部分では，ほとんどの場合に金銭的な動機づけがあったということが判明している。腎臓の具合が悪くて困っている人を助けたいという動機は，わずか7％にすぎない。86％の事例でブローカーや中間業者が関わっていた。そのブローカーの費用は，100USドルから1,600USドルくらいである。

　術前に健康上のカウンセリングを受けたかどうかについては，受けている人が72％と多い。お金を受け取ったあとに，「腎臓って何？」，と問う人もいた。情報が十分に与えられたか，ということについては，「Yes」という人が多いが，「No」という人も多かった。

　移植後，病院にもう一度来て検査を受けるようにと勧めた医師は72％で，そうでない医師は28％であった。後者の医師は，その後は関わりたくない，と思っていたのである。手術のあとの薬は，無料でもらえた人が多いが，処方箋だけという人もいるし，その後，薬を取りに行っていない人も多い。実際に術後に検診に行った人は40％しかおらず，60％の人は検診に行っていない。なぜなら，「行く必要はない」，と考えているからである。健康状態が提供後に悪くなったかということについては，ほとんどの人が「悪くなっていない」，と答えている。

　提供したことによって得たお金を何に使ったかというと，家の購入，事業の開始，借金の返済に使っている。お金がその後どうなったかについては，生活の必要に応じて使ってしまったという例がほとんどで，残っている例は

5　フィリピンにおける腎臓提供［ラリーン・シルーノ］

ない。実際にそれによって経済的に改善した例はどれくらいかというと，44％が「臓器を提供してお金を受け取ったことによって生活が良くなった」，と答えている。

　社会的な影響については，「他人のことは考えてもいない」といっている人は55％であり，32％が「何か影響があった」ということで，ゴシップの対象になったりひどいことをいわれたりしたということである。フィリピンでは85％の人がカソリック教徒であり，法と宗教の関係では，41％の人が法に違反したとは考えていないが，68％の人は宗教上の罪を犯したという意識はある。71％のドナーは，後悔しておらず，強制されたものではないと考えているが，46％の人だけが，「他の人には同じことを勧めない」，といっている。外国人への影響について，「別に構わない」といっている人が74％であり，「『No』と言っているのはフィリピン人だけだ」，といっている人たちである。

　以上の調査結果から，今後の課題も自ずと浮かび上がってくると思われる。

［本稿の原題は，Lalaine H. Siruno, Kidney Donation in the Philippines である：訳者］

6 人格性と人体の商品化:哲学的および法倫理学的パースペクティブ

ジョージ・ムスラーキス

一家綱邦
福山好典 訳
甲斐克則

医事法講座 第1巻 ポストゲノム社会と医事法

Ⅰ　序
Ⅱ　西洋医学における人体という概念
Ⅲ　デカルト的二元論
Ⅳ　唯物論の人間概念
Ⅴ　自律と選択の自由
Ⅵ　人体の商品化：法倫理学的含意
Ⅶ　結　語

6 人格性と人体の商品化 ［ジョージ・ムスラーキス］

I　序

　過去数十年の間に，生物医療科学技術は，医療分野における人体が有する生命救助の革新的な可能性を見いだしてきた。例えば，生殖技術による新たな生命が創造され，また，臓器および組織移植によって生命が救助され，かつ維持されている。しかしながら，同時に，分子生物学，分子医学および神経科学の前進と，遺伝子工学の急速な発展は，医学界とバイオテクノロジー産業界が人間および人体を扱う方法について多くの問題を生じさせている。人体の「商品化（commodification）」として記述されるもの，すなわち，人間の身体は分離可能で市場で交換可能な各部分の集合であるという考えは，人格性についての伝統的直観と大事にされてきた信念，生命の神聖性および人体の道徳的尊厳の基盤への大きな挑戦を引き起こすものであると言われる。論者たちが述べるように，「身体それ自体」から「財産としての身体」への転換の一番の危険性は，その転換が特に社会の端にいる人々を非人間的に扱い，搾取することにつながりうることである。この危険性は，製薬企業およびバイオテクノロジー企業による，人体組織に由来する特許および市場製品の追求において最も明らかである。人体の商品化は今日ますます顕著になっているので，人間を「財産（property）」という概念レンズを通して見ることが適切なのかを考察すること，そして，このパラダイムが無批判に受け入れられるならば，自己アイデンティティに対するわれわれの感覚に抜本的な変化は持ち込まれるのかを検討し，熟考することが必要になる。本稿の目的は，人格性（personhood）と人体利用に関する問題を挙げ，それへの解答を探すための枠組みを設定してきた重要な哲学的および法倫理学的視点を確認して論評することである。

II　西洋医学における人体という概念

　西洋社会においては，人体が理解される方法について根本的な困難がある。身体についてのわれわれの理解は，「俗世的なものと神聖なもの」との間の緊張関係，つまり，身体を客体および物質とする見方と，人格が宿る（神聖

な) 場所とする見方との緊張関係によって特徴づけられると言われる。この緊張関係は，人体および身体部品の科学的・医学的利用に関する現代の議論の中心的位置を占める。このことを，身体を能動的精神の受動的な器または骨組みと見なして，身体の「パラドックス」，つまり，身体と精神のデカルト的二元論 (cartesian dualism) に起源を有する状況と記す論者たちもいる[1]。今日の科学技術文化においては，身体は人間の人格的存在にとっての避けられない「相手方」であり，精神によって支配される弱いパートナーであると言われる[2]。

　西洋医学の歴史を調べることは，身体に関するこのような考え方がどのように発展してきたかについて有用な見識を与えてくれる。諸学者が述べるように[3]，中世後期のヨーロッパでは，身体と病気に関する競合するいくつかの理解が存在した。支配的な見解は，病気を罪深い生活によって自らに病気の状態をもたらした者の責任であると解する宗教的理解に依拠した。同時に，自然主義的見解は，かつてのギリシャおよびローマの伝統を喚起させた。病気に対するギリシャ・ローマ的アプローチは2つの側面を有した。すなわち，身体を健康に戻すために薬草と外科的処置を用いる「アスクレピオス (Asclepian)」と生活様式や環境などの体外的要素を重視する「ヒュギエイア (Hygeian)」である[4]。ローマ時代には，アスクレピオス的な理解は，ヒュギエイア的な理解を凌駕し始めた。治療（キュア）がケアよりも重要である

---

(1) 例えば，C. Shilling, *The Body and Social Theory*, London; Sage (1993), 26. 参照。

(2) R. Longhurst, "The Body and Geography", *Gender, Place and Culture* 2 (1) (1995), 97-106; D. Bell & G Valentine (eds), *Mapping Desire: Geographies of Sexualities*, London: Routledge (1995); S. Pile, *The Body and the City*, London: Routledge (1996).

(3) 例えば，G. Moon, "Health Care and Society" in G. Moon and R. Gillespie (eds), *Society and Health*, London: Routledge (1995), 51 ff. 参照。

(4) 古代ギリシャでは，医師は，医療の神アスクレピオスの庇護の下で働き，治癒者 (healers) はアスクレピオスの娘である健康の女神ヒュギエイアに仕えた。ヒュギエイアの崇拝者は，健康を物事の自然な道理，人間が正しく賢く人生を送れば与えられる積極的属性であると考えた。彼らにとっては，医療の最も重要な機能は，健全な精神は健全な肉体に宿ることを人間に保証する自然法則を明らかにし，教えることである。他方で，アスクレピオスの信奉者は，医師の主な役割は疾病を治療し，生来または人生における事故によって生じた身体的欠陥を矯正することで健康を回復させることであると考えた。

と見なされるようになり、健康は身体内部で起こることと関連があるというふうにますます重視された。15, 16世紀におけるデカルト的二元論の誕生と解剖学の発展は、病気についてのヒュギエイア的な理解からアスクレピオス的な理解への転換を促し、身体と魂の両方についての知識の源から機械工学の客体へという形での身体の変換を促した。身体は様々な部品の集積であるという考え方は、結果として最終的に、精神と身体の分離をもたらした。身体は医師と生物学者の領域のものになり、精神は宗教と哲学の関心事となった。人体を一種の機械、つまり異常に機能しているときは検査がなされ、可能ならば修理する必要があると理解することにより、19世紀には近代医療と近代医学の基礎が確立された。

III　デカルト的二元論

すでに述べたように、近代の西洋医学の発展は、デカルト的二元論に強く影響を受けた。デカルト（Descartes）（1596～1650年）によれば、2つのまったく異なる概念が存在する。身体と精神である（また、思惟的実体または魂とも言われる）[5]。身体は、1つの身体として、まさに自らの内的経済とエネルギー源を備えた機械であり[6]、デカルトが述べたように、「魂が離れるから身体が死ぬのではなく、身体が死ぬから魂が離れるのである」。しかしながら、身体に生命がある間は、身体のいくらかの運動が魂によって生産され、魂のいくらかの経験は身体内部の変化によって生産されるというように、魂は身体と結び付く[7]。デカルトは、魂と身体の関係の問題は人類の

---

[5] この種の二元論は、2種類の属性が存在し、すべての実体は2つの基本的な種類に分けられることを主張するので、「属性的」と述べられることがある。二元論は、精神と身体は本質的特徴において異ならないと主張する哲学的理論である一元論とは区別される。すなわち、両者の違いは、ある共通の「中立的」物質の位置づけにある。

[6] デカルトは、たとえ神によって創造されたものであっても、人体を「人間が発明しえた何物よりも、比べ物にならないほど素晴らしく秩序づけられ、その中に見事な運動を備える」機械と述べている。*Discourse on Method*, London: JH. M. Dent（1994）（原文は1637年に出版), 42.

[7] 著作『情念論』において、デカルトは、身体の中にはこの相互作用の物理的な場があり、これが脳の底部にある松果体であると主張する。この松果体は精神によって直接

場合にのみ生じると考える。動物の場合には，動物の全ての運動は，刺激と反応というシステムにおける純粋に機械的な原因から生み出され，したがって，動物は純粋に機械であり，厳密な意味において魂を持たない，とデカルトは考えていたようである[8]。精神と身体の結合という問題は，デカルトの形而上学の中心的問題である。二元論という古典的表現を行うデカルトの考えによれば，被創造物の内部において，2つの，そして唯2つだけのまったく異なる実体，すなわち実在的事物が存在する。延長および分割できない「思惟（精神，魂または意識）」と，延長および分割できる物体である。したがって，われわれの脳も含む物理的身体は，延長および分割できる物体の世界の一部であり，思惟的存在としてのわれわれの本質の一部を占めない。この二元論的パースペクティブが，カトリック信仰と17世紀の科学の功とを調整するデカルトの試みの中心であった。魂と身体の間には何らかの因果的相互作用が存在したが，デカルトは，自分が魂を物体から十分に切り離したと考えていて，そのことだけが科学が発展させた機械的法則の対象になった。デカルトは，次のように考えた。すなわち，自然科学は，究極的には，物質世界のあらゆる機械的変化そしてあらゆる物理現象についての演繹的理論を完成できる。機械的変化および物理現象には，自由意志の産物ではない人体のあらゆる運動が含まれるが，自由意志および魂自体は本質的には科学法則の埒外にあり続けるだろう，と。

　人間を身体および精神に分離できると理解し，身体に対する精神の優位を強調することにより，二元論は，身体を道徳的に中性で世俗的な客体にすることで，身体の神秘性を解明することに寄与した[9]。科学者は，身体の機能を探求する自由を獲得し，こうして近代医学の発展が促された。しかしな

　　的に動かされ，「動物精気」が扇動され，身体のあらゆる部分に流れて伝わると仮説を立てた。これは，17世紀の理論家に一般的であった仮説であった。反対に，身体への刺激によって誘発される動物精気における変化は，松果体を動かし，精神に影響を与える。
（8）しかしながら，デカルトは，この点について常に一貫していたわけではなく，このことが，意識というものについての彼の考え方にとっての重要な問題を生ぜしめる。
（9）この点については，M. T. Lysaught, "Body: Social Theories", in T. W. Reich (ed.), *Encyclopedia of Bioethics*, Vol. 1, New York: Simon & Schuster Macmillan (1995), 300-305 参照。

がら，同時に，身体と精神の分離と，人体プロセスの機械論的理解は，人体の客体化も可能にしたが，そうすることは，人体および人体部分を他の所有物と同じように扱いうることを暗示している。

Ⅳ　唯物論の人間概念

　哲学的意味では，唯物論（materialism）は，自然界に存在するものはすべて物質的であるか，または，自らの存在は物質に完全に依拠するという考え方である。この考え方は，(a)唯一の種類の根本的現実在があり，それが物質性であるという一般形而上学的命題と，(b)人類と他の被創造物は物質的身体と非物質的魂から成る二元論的存在ではなく，基本的には自然界における物質であるという，より明確な命題から構成される。

　唯物論の成立は，西洋の歴史においては，少なくともデモクリトス（Democritus）（紀元前460年～370年）とエピクロス（Epicurus）（紀元前341年～270年）にまで遡ると考えられる。彼らは，自然過程および人間の経験を不変のアトム，すなわち空間の中の分割不可能な物質的断片の調整および再調整によって記述することを試みた。自然界の事物，動物および人間は，これらの断片の集合から形成され，断片が統合されなくなったり新しく別の組合せを形成したりすれば崩壊する。この見解によれば，思考は感覚の一種であり，感覚は，物理的にいえば，魂を構成するアトム内で生じる変化であると説明される。アトムは，身体外の客体から放たれ，感覚器官によって受領される。身体が崩壊するかまたは毀損されると，感覚はもはや存在しえず，魂自体は基本的なアトムに分離して変化する。この点において，魂と身体の区別は，非物質的なものと物質的なものとの区別ではなく，物質の異なる種類の区別である。

　17世紀以降の物理学の発展に伴い，思弁的原子論（speculative atomism）が物理化学の説明原則として採用され，科学的唯物論を生み出した。この考え方は，生命および精神は無生物的物質から進化したという生物進化論から支持された。物理学の発展が，この考え方を補強した。というのは，精神生活の存在と範囲は脳の大きさと構造に拠ると主張されたからである。20世紀には，2つの唯物論が形成された。弁証法的唯物論（dialectical materialism）と物理主義（physicialism）である。弁証法的唯物論（マルクス主義的思想に結び付く）は，物質を変化や発展が外部から与えられなくてはならない静的なものと見るのではなく，自らの本性の中に変化のための原動力を与える緊張（または矛盾）を含むものと見る。この考え方は，かつての「機械論的唯物論」には欠けている，と主張されている。物理主義は，「事実問題および実在」を論じるすべての主張は，公的に観察可能な物理的客体および活動についての言明として定式化される，という考え方に基づく[10]。この考え方から，精神に関する唯一有用な言明は，一個人の私的な経験を論じることを目的にする言明の純粋に公的な立証はありえないから，何らかの身体的行動様式に言及しなくてはならない，と論じられる。唯物論者は精神または意識の存在を否定しないということに注意することが重要である。彼らが否定するのは，精神または意識が非物質的な魂の特徴であるということである。

　唯物論は，人間を全体としての物質的存在であると見なし，魂を身体の物理的兆表であると見なすので，それが「客体化（objectification）」につながる可能性はほとんどないように思われる。しかしながら，強硬な還元主義的・唯物論的アプローチ（ヒト遺伝学の一般的見解に顕著である）[11]は，結果的に，人体を客体化することになりうるし，また，自身の身体部品を市場交換可能な客体として扱うことになりうる。

V　自律と選択の自由

　自律（autonomy）[12]は，自身が選択する人生計画を形成しそれを追い求める能力である，自己決定（self-determination）の能力と権利に関係する。自律の尊重は，道徳哲学の分野の2つの異なる伝統に伴う2つの基本原則に由

---

(10) この教義は，論理実証主義派のメンバーによって定式化され，後に，精神についての心身一元論の主導者によって採用された。

(11) ヒトゲノム（ヒトDNAに暗号化された遺伝情報）に関する「設計図（blueprint）」という比喩は，支配的に人々に受容されるようになり，あらゆる行動様式は遺伝的要因に言及することで説明されうると考える人の数はますます増えている。この点については，D. Nelkin & M. S. Lindee, *The DNA Mystique: The Gene as a Cultural Icon*, New York: Freeman (1995) 参照。

(12) ギリシャ語では，auto=self, nomos=law である。

来する。第1に，人間を自律的目的それ自体として尊重するイマニュエル・カント（Immanuel Kant）の原則である。人間は，理性能力を有し道徳原則を自らに適用できるという意味において自律的である。カントによれば，道徳の基本原則の1つである「定言的命法（categorical imperative）」がある。この原則は，理性のみに基づき，特に，人間は本質的には理性能力によって定義されるという考えに基づく。定言的命法は，2つの公式から成る。すなわち，(a)汝の意志の格率がつねに同時に普遍的立法の原理として妥当しうるように行為せよ，という公式と(b)汝は汝の人格ならびにあらゆる他人の人格における人間性を常に同時に目的として使用し，決して単に手段としてのみ使用しないように行為せよ，という公式である。この命法は，無条件でかつそれゆえ例外を認めないという意味で，「定言的」である。これは，個人の希望，計画または利害に関係なく，すべての人間に適用される。

　カントの原則は，義務論的伝統の中心にある。義務論は，行為の正・不正を人間の権利および価値を尊重する義務という点から定義する。それは，われわれが他人にできることまたはできないことに対する制約，すなわち，善い結果をもたらす行為を禁止できる制約を明らかにする。かくして，政治的パースペクティブからは，カントの倫理学理論は，集団の福祉に個人の自由を優先する制度的調整を好む，権利に基づくリベラルな政治学理論に概念的に合致する。修正された義務論は，非帰結主義（non-consequentialism）として有名だが，それによれば，帰結は重要なものになりうるが，帰結が行為の主な動機ではない。焦点は，権利，義務および目的それ自体としての人格である。個人の自律的かつ合理的な選択を行う能力は尊重されるべきだという義務論的要求は，集合的および社会的利益は，人間の尊厳（human dignity）の反射としての個人の自由かつ自律的な選択の行使に道徳的に従属すべきであるという規範的含意を伴う。カントは，人間の尊厳を判断力と結び付け，自身の身体を大切にする義務を強調した。カントは，はっきりと人体部品の取引に反対し，人格は身体に宿り，離れることはできず，それゆえに人格に対する尊重は身体を手段ではなく目的として扱うことを伴わなくてはならない，と述べる[13]。

---

(13) I. Kant, *Lectures on Ethics*, (ed. P. Heath & J. B. Schneewind; trans. P. Heath),

第2の原則は，ジョン・スチュアート・ミルの自由原理（principle of liberty）であり，それによれば，人間は自身の身体と精神に対する支配者である。この原理は，リベラルな伝統の中心に位置する。彼の著作『自由論（On Liberty）』（1859年）の中で，ミルは，思想・良心の自由，各人の好みに合うようにそれぞれの生活方式を組み立てる自由，および他者との団結の自由という個人の3つの基本的自由を，権力および社会的要求に関連付けた。人間は，自らの個性を表現できるように促進されなければならない。しかしながら，行為は諸々の結果を伴い，そして，諸個人が他者の利益を害することを抑制すること，諸個人にコミュニティの利益を増進する責任を負うように求めることは，統治する者と社会の義務である。それにもかかわらず，個人の自由に対する制約は，他者に対する現実の危害を防ぐために必要な限りにおいてのみ正当化されるにすぎない，とミルは論じた。一連の道徳的基準の違反が他者への危害を何ら生じないのであれば，われわれは，道徳基準を課すために社会的権力を用いる権限を与えられないし，また，ある特定の態様で行為することが個人の最善の利益に適うとは考えられないから，個人の行為を指示するために集合的権力を用いるべきでもない。「危害原理（harm principle）」は，自律的選択という思想に基づき，合理的な意思決定と行為能力を前提にする。合理的な意思決定者になることと，合理的な代理人になること，すなわち「決定上の」自律性と「実行上の」自律性は区別される。情報を与えられたうえでの個人的な選択ができるならば，人は，前者の意味で自律的であり，そのような選択を実行することができるかぎりでは，実行上自律的である。

　西洋の思想における自律性のうち最も重要なことは，個人は自律的で，自身の身体に対する強いコントロール権限を有する私的な人格であると見なされる傾向にある，ということである。自律という価値についての有力な見解は，必ずしも必然的に客体化に至らない一方で，身体器官の商業取引を確立するために最も一般的に用いられる議論の1つは，自律的個人は自らの身体を用いて満足できるように行為できるべきであるというリベラルな観念を中心に置く。後者の主張は，しばしば立証されていない2つの仮定の上に成り

　　Cambridge: Cambridge UP (1997), 144, 151.

立っている。すなわち、(a) 人体および人体部品は、正当に客体化されうるという仮定と、(b) 搾取の問題があるにもかかわらず、臓器は財産として扱われうる、という仮定である(14)。二元論または唯物論的な人間の理解と結び付いた、自律に対する狭義の理解は、人体が客体化されかつ商品化されることを強化する傾向にある。

Ⅵ　人体の商品化：法倫理学的含意

　以上の諸節で概観した哲学的パースペクティブによって、身体および身体と人格性との関係をめぐる現在の諸構想が展開される枠組みの重要な部分が与えられた。これから取り組むのは、「人体の客体化および商品化の何が悪いのか」、という規範的な問いである。多数の論者が、商品化という概念を、その理論的基礎を説明することなく使用している。それにもかかわらず、まったく疑いない点が1つある。すなわち、この概念は、否定的な内容を有しているのである。西洋の概念史において、商品は諸々の特徴を獲得したが、そのほとんどが人格性に関する新たな考え方の対抗像（counter-image）として理解されるものであった。つまり、商品は、非人間的で、受動的なものであり、それ自体尊重を必要としないものだったのである。商品は、目的としての人間にとっての本来的手段——換言すれば、人間の欲求を充足する客体——として理解されたのである。論者たちが指摘してきたように、身体が取引可能な財産（tradable property）として再定義されるなら、身体は、より道徳的地位の低いものへと変容するであろう(15)。レイディン（Radin）は、ある人間とある客体との関係の重要性を決定するためには、その客体の喪失

---

(14) この点については、J. Kevorkian, "A Controlled Auction Market is a Practical Solution to the Shortage of Transplantable Organs", *Medicine and Law*, Vol. 11 (1-2) (1992), 47-55; J. Radcliffe-Richards, A. S. Daar, R. D. Guttmann, R. Hoffenberg, I. Kennedy, M. Lock, R. A. Sells & N. Tilney, "The Case for Allowing Kidney Sales", *Lancet*, Vol. 352, (1998), 1950-52 参照。

(15) S. ホランド（S. Holland）によれば、「商品化は、人間の人格性の意義を減退させることに寄与する」。"Contested Commodities at Both Ends of Life: Buying and Selling Gametes, Embryos, and Body Tissues", 11 *Kennedy Institute of Ethics Journal*, (2001), 263.

によって被る苦痛の種類と程度を検討する必要がある，と論じる。客体が漫然と所持されるものである場合（例えば，ある人の自転車），それは容易に交換または補充されうる。他方で，人間と客体とのある関係が密接で人格的なものである場合（例えば，家宝），その客体の喪失を補充によって解消することはできない。このことが，享受保障（entitlements）のヒエラルキーへとつながっていき，その結果として，客体と人格性との結び付きが密接であればあるほど，享受保障は強力なものとなる。こうした見地から，レイディンは，身体臓器のようないくつかのものは決して財産と考えることができない，と主張する[16]。臓器を完全に譲渡可能なものとして扱うことは，ブリアノフ・ブレイ（Bourianoff Bray）の言葉を借りれば，「身体諸部分を交換可能な商品とみる理解を推し進め，人体は人格性の身体的具体化であるという認識を掘り崩す[17]」であろう。ウィルキンソン（Wilkinson）によれば，商品化は，(a) 人間存在および身体諸部分の主体性を否定し，(b) 道具性を指示し，(c) 交換可能性を助長する，人間および身体諸部分に対する心構えと関連する[18]。論者たちがしばしば挙げる例は，臓器の譲渡の金銭的側面に光を当て，人格的統合の侵害としての身体諸部分の譲渡に目を向けさせる[19]。そうした譲渡の有する搾取としての性質を強調することによって，人格性の侵害に政治的次元を追加する学者もいる[20]。一般に，商品化反対派の学者は，われわれが身体に財産的考慮を取り入れるなら，われわれは長年月をかけて確立された倫理諸規範を侵害することになるであろう，と主張する。レイ

---

(16) M. J. Radin, "Property and Personhood", 34 *Stanford Law Review*, (1982), 957; "Market-Inalienability", 100 *Harvard Law Review*, (1987), 1849.

(17) M. Bourianoff Bray, "Personalizing Personalities: Toward a Property Right in Human Bodies", 69 *Texas Law Review*, (1990), 209-244, at 241.

(18) S. Wilkinson, "Commodification Arguments for the Legal Prohibition of Organ Sale", 8 *Health Care Analysis*, (2000), 189-201.

(19) 例えば，L. A. Sharp, Bodies, Commodities, and Biotechnologies: *Death, Mourning, and Scientific Desire in the Realm of Human Organ Transfer*, New York: Columbia UP, (2007) 参照。

(20) N., Scheper-Hughes, "The Global Traffic in Human Organs", 41 *Current Anthropology*, (2000), 191-224; "Commodity Fetishism in Organ Trafficking", 7 *Body & Society*, (2001), 31-62.

ディンが指摘したように、「経済分析に特有のレトリックは、それが人間の生命に関する唯一の議論として提唱されるなら、道徳的に誤りである[21]」。人体と人格性の密接な結び付きは、身体が商品とはみなしえないことを意味する。実際、現代のバイオテクノロジー法学（biotechnology jurisprudence）における共通の信念によって、明らかに、身体は、有体財産としての取扱いを免れているのである[22]。

しかしながら、このアプローチが抱える主たる困難は、身体諸部分は今日様々な目的で利用されているが、こうした利用が人間の尊厳の侵害を必然的に伴うとは考えられていない、という点にある。毎年、世界中の何百万人もの人々が、生体ドナーまたは死体から得られた軟部組織、皮膚、骨および腱を必要とする手術を受けている。死亡時には埋葬することが適当な、あるいは医学的処置後に処分される、人の組織および臓器は、実験室、バイオテクノロジー供給会社（biotechnology supply companies）および人間の中で、新たな生命および価値を付与されている。身体に関する市場という現実は、すでに存在するのであり[23]、われわれがこのことを考慮しないならば、一連の不都合な帰結が生じる。これには、不適切な命名、被験者が搾取され[24]継続的に虐待されるリスクの増大、および人体諸部分が売買される、監視が緩くて無規制だが確固たる市場が含まれる。バイオテクノロジーの急速な発展は、人体諸部分、とりわけ組織および細胞の需要および利用を増大させて

---

(21) "Market-Inalienability", 100 *Harvard Law Review*, (1987), 1851.
(22) 例えば、L.P.Knowles, "Property, Progeny and Patents", 29 *Hastings Center Report* (1999), 38; M.Fox, "Pre-Persons, Commodities or Cyborgs: The Legal Construction and Representation of the Embryo", 8 *Health Care Analysis* (2000), 171 参照。
(23) 例えば、医学研究者は、医学的検査の認可を与えられとき、その結果として後に、細胞株またはその他の財産的利益を生む医療製品の特許を取得することになるとすれば、人体部品市場に参加しているのである。さらに、ヒトの卵に関するかなり活況な市場が存在しており、詳しく公表され、記録がなされている。K.Baum, "Golden Eggs: Towards the Rational Regulation of Oocyte Donation", *Brigham Young Univ. Law Review* (2001), 107-66 参照。
(24) 発展途上国および第一世界の国々における、不利な条件の下に置かれた人々の搾取という問題の徹底的な議論については、D.Dickenson, "Consent, Commodifcation and Benefit-Sharing in Genetic Research", 4 (2) Developing World Bioethics 109 (2004) 参照。

きた。人由来試料は生物医学研究のプロセスに必要不可欠な部分であるが，それだけではなく，現在，薬物およびワクチンから妊娠検査具にまで及ぶ多数の商業製品の製造に利用されている。バイオテクノロジーのために現在利用されている身体諸部分は，かつては人由来廃棄物と考えられていたため，医療従事者および医療施設によって処分されていた。さらに，今日，身体諸部分に関する市場が成長しつつある。というのは，医師，病院および患者がそれらの利用可能性を頼りにしているからである。これらの現実を踏まえて，身体諸部分は社会的交換の特別な領域に属する「特別な商品」とみなされうる，と説く者もいるかもしれない。一定のルールが遵守されることを条件とするならば，特定の身体生成物の交換の余地を設けることは可能である。この点で，特に重要であるのは，人体諸部分がどのように取得されるか，という問題である。多くの問題は，葬儀場および火葬場，医療従事者ならびに研究者から，強迫，詐欺[25]または横領のような手段を通じて取得が行われることがある，という事実から生じるのである。

　それにもかかわらず，多くの学者は，身体を金銭的に評価することは，人格性を侵害し，身体の社会的・道徳的・法的な地位に関するわれわれの相同な理解を掘り崩すがゆえに正当化されない，と主張する。これらの学者にとって，人体は1つの神聖な統一体であり，そのような身体の地位は，財産的評価，市場の取引条件と何らかの関連づけがなされることによって，脅威に晒されてしまうのである[26]。特にDNAに関して言うと，ある人間の遺伝子コードは個人を唯一同定するものであり，それ自体基本的に私的なものである，と主張されている（もちろん，ある人間の身体的・精神的諸特徴はそのDNAによって完全に決定されるわけではない——DNAがある人間を唯一の存在たらしめるのは，環境的・社会文化的諸要因との関連においてなのである）。DNAを，それが含まれる血液または組織とあまり違わないものとして，それゆえ同様に商品化可能なものとして取り扱うと，人格性の価値を低下させる傾向を有する，と言われる。このアプローチを基礎として考えると，身体は，公的機関または私人がそれに見出す用途がいかなるものであれ，不可譲

---

(25)　例えば，利他的な目的で提供された組織が事後にレシピエントによって売却される場合がこれに当たる．

(26)　M. J. Radin, "Market-Inalienability", 100 *Harvard Law Review*, (1987) 参照。

な器(inalienable vessel)にとどまるべきことになる。商品化反対論者は、しばしば、自己の議論を補強し、人間を金銭的に評価することから生じうる重大な諸帰結をはっきりと示すために、過去および現在における人間の奴隷化という傷ましい災難を持ち出す(27)。人間に関する還元主義的見解の広範な受容は、人格的自律および選択の自由がますます強調されていることとあいまって、個人がもはや自己の人格性または身体的統合に頓着しない状況をもたらしかねない、と指摘されている。社会的レベルでは、このことは、身体諸部分および遺伝子資料に関する巨大市場の発展を促進するかもしれず、さらにそこから、貧しくて権利を剥奪された個人およびコミュニティの搾取が容易にもたらされかねないのである。市場反対派の生命倫理学者たちは、見捨てられた貧しい人々が市場に引き寄せられるかもしれず、そうなると、売手は、身体諸部分の窃取のような、社会的に望ましくない行動に出かねない、と警鐘を鳴らす。この学者たちによると、身体の商品化は奴隷制度と相通ずるものがある――これは、避けられるべきパラダイムである。

　ラディカルな法理論家たちは、市場の取引条件の下で身体について考察すると、社会および垂直的権力関係の中で不利な条件の下に置かれた集団の従属的地位が強化されてしまう、としばしば論じる(28)。市場反対派の保守主義者たちもまた、人の生物学的資源を金銭的に評価することを拒否する。ただ、それには別の理由もある。彼らの関心は、ときどき、人工妊娠中絶論議、宗教上の教義および道徳的考慮を基礎に置いているのである(29)。身体に対する財産権(property)という観念を同様に否定する、その他の思想学派に属する学者としては、例えば、法形式主義者(legal formalists)がいる。彼らが司法上または立法上の先例に頑なに固執することは、法外在的な価値を法へ取り入れることを阻む硬直さをもたらす(30)。

---

(27) R. Arnold, S. Bartlett, J. Bernat et al., "Financial Incentives for Cadaver OrganDonation: An Ethical Reappraisal", 73 *Transplantation* (2002), 1361 参照。
(28) フェミニストの法理論からのパースペクティブについては、例えば、C.A. MacKinnon, *Toward a Feminist Theory of the State*, Harvard U.P. (1991) を見よ。
(29) 例えば、S. Wilkinson, *Bodies for Sale: Ethics and Exploitation in the Human Body Trade*, Routledge, (2003), 210-11 参照。
(30) 換言すれば、法が身体に財産的地位を決して認めなかったのであれば、なぜ今になってそうするのか、ということである。この点については、G. Calabresi, "An

商品化反対論は，かなりの直感的な説得力を持つのだが，法およびバイオテクノロジーとの関連での身体諸部分の発展的ニュアンスを，無視しがちである。結局，思索をめぐらせることに対して，いや19世紀末のわれわれの理解とは異なる何らかの法律用語でもって身体について熟慮することに対してすら恐怖を抱くことは，重要な現代的問題に関する，堅実で，情報を与えられた有意義な現代的対話および論議の可能性を制限してしまう。この恐怖は，法領域内部における，バイオテクノロジーの広がりおよび規範的位置づけに関する政策論議に，確信をもって取り組む学者の能力を損ないがちであるし，すでに存在する市場という現実の実態調査および分析の回避をもたらしかねない。かくして，バイオテクノロジーが，社会的・倫理的・文化的諸問題に配慮した規制および包括的かつ有意義な政策を発展させることを含めた法的対応のペースを上回っていること，そして，裁判所が関連事件を処理する準備をなしえていないように思えることは，驚くに足りない。幹細胞，臓器移植，クローニングなどの利用および価値に関する有意義な公共政策は，真空の中で展開することはできないし，展開するべきでもない。商品化が道徳的問題を提起するものとして説明されるとき，そこで提案されているのは，人体由来生成物の利用および交換が金銭的側面に関わらない世界という解決策であるように思われる。これは，最もありそうにないシナリオであるし，また，治療へのアクセスが否定されることによって，新たな多くの社会的・道徳的懸念をもたらすだろうシナリオである。私がここで述べているのは，商品化反対派の理論家たちは誤っている，ということではなく，法律専門家を含めた学者たちには，確立された交換制度の複雑さに対してよりきめ細かく取り組むこと，そして，貧しい人々の享受保障を正当化しうるような組織的・政治的・財産的仕組みを探究することが求められる，ということである。身体の客体化／商品化の既存のあり方にばかり目を向けること，それゆえ，われわれの批判を不可避的現実の道徳的弾劾に限定することは，そうした現実の含意を綿密に検討することよりも危険性が大きいように思われるのである。

Introduction to Legal Thought: Four Approaches to Law and to the Allocation of Body Parts", 55 *Stanford Law Review*, (2003), 2113（伝統的な形式主義者の思考に内在するある種の保守主義を描き出している）参照。

頑迷な法形式主義は，バイオテクノロジーが急速な伸張を遂げている時代にあって，身体生成物に関する所有，分配および救済に関連する法の有意義な発展を阻害しがちである。形式主義的なルール形成（またはルール形成の欠如）では，文化，社会およびバイオテクノロジーの移り変わりを認識し，対応していくにあたって，十分でない。バイオテクノロジーの発展に伴う諸問題に取り組むために法が発展することが，重要なのである。もっと具体的に言えば，バイオテクノロジーが個人の自由に干渉するプロセスを立法上および司法上放置することは，多くの深刻な問題をもたらしかねないのである。例えば，個人の自律を保護し，安全を促進するために考案された同意要件化立法（consent legislation）は，多くは被害を受けた個人（例えば，自然災害または暴力犯罪の被害者）から組織がひそかに採取されることによって，効果のないものになってしまうかもしれない。これでは，不健全な身体組織が市場に流入してしまい，当該立法が保護しようとした人々に危害を及ぼす可能性を増大させてしまう[31]。これを阻止するためには，採取を認めるか拒否するかに関するドナー候補者（またはその親族）の選択権に十分な意義が認められるように，二次的なまたは補強となる諸対策を講じる必要がある。バイオテクノロジー関連事件における司法上の決定に関して言うと，裁判官たちには，バイオテクノロジーが惹起する新たな諸問題に対応するために法を変更することは自分たちの役割ではない，という見解に依然として与する傾向が認められる。その代わり，裁判官たちは，法に必要な修正を加えることは立法の役割である，という想定に基づいて職務を果たしている[32]。代替的なパラダイムおよび解決を容認する新たな意味づけを法に取り入れることによって，身体に関する強固な考え方をみだりに変更することに，裁判官たちは躊躇するのだが，それは法の発展に対して障害となっている。その結果

---

(31) 例えば，M. Goodwin, "Altruism's Limits: Law, Capacity, and Organ Commodification", 56 *Rutgers L. Rev.*, (2004), 305（身体組織の取得に関わる「公的な」または法的な方式の不適切さ，および身体諸部分を取得するための「私的な」方式またはブラック・マーケット方式から生じる諸問題について論じている）参照。

(32) この点については，G. Calabresi, "An Introduction to Legal Thought: Four Approaches to Law and to the Allocation of Body Parts", 55 *Stan. L. Rev.*, (2003) 2113, 2115-2116 参照。

として，身体諸部分に関する法は，きわめて複雑な問題に関するきめ細かな考察の確たる表れではなく，実効性のない不完全なものになっていると思われる。バイオテクノロジー時代において重要であるのは，とりわけ身体の法的地位を明確化することを通じて，法を最新の状況に適合させてゆくにあたり，裁判官たちが主導的な役割を果たすことである。

Ⅶ　結　語

　バイオテクノロジーが伸張している時代にあって，道徳的議論が直面するのは，人格性という概念を生み出した文化的伝統の想定および信念を，完全に無視しうるわけでもなければ，完全に保証しうるわけでもない新たな思考枠組みの中で，人間の価値および人格の道徳的地位に関する基本的な直観を確保し再定式化するという，やっかいな課題である。そのためには，とりわけ，人格性と人体の関係および道徳的議論におけるその様々な使用法を，その規範的・法的含意を探求するに先立って，概念上明確化し，慎重に分析する必要性がある。商品化反対派の学者たちは，正当にも，身体に財産的考慮を取り入れることによって，われわれは，伝統的な倫理的諸規範および確立した法原理を一定程度侵害することになる，と主張する。しかしながら，提供，インフォームド・コンセントおよび個々のドナーの拡張された処分権を基礎とする制度の枠内において身体諸部分を配分することを条件とした交換の論理は，明確に規定された規範的法枠組みの内部での一定の身体諸部分の商品化を排除するものではない。市場の取引条件の下で人体に関して議論することに対して，われわれが抱く嫌悪感にもかかわらず，身体に関する市場という現実はすでに存在しており，われわれがこのことを認識しないならば，そこから一連の不都合な帰結がもたらされる。とりわけ，私的領域化されたバイオテクノロジーおよび身体諸部分を求めるその衝動を考慮して，法制度側が先手を打つのでないと，非道な制度がもたらされかねず，その結果として，不平等な取扱い，弱者の搾取および権利を奪われた人々ための資源の不足が生じるかもしれないのである。

　［本稿の原題は，George Mousourakis, Personhood and the Commodification of the Human Body: Philosophical and Ethico-Legal Perspectives である：訳者］

7　日本法における人体・臓器の法的位置づけ

岩志和一郎

Ⅰ 序
Ⅱ 生体と死体の法的性質
Ⅲ 身体の構成部分の法的位置づけ
Ⅳ おわりに

I　序

　わが国においては，臓器移植法や，死体解剖保存法など，特定の目的のための人体やその一部の利用について，その要件を設定する個別の法律は存在するが，生体であるか死体であるか，全体であるか一部であるかを問わず，人体について包括的に規律する法律は存在しない。したがって，人体やその一部の法的な性格づけは，結局は，民法や刑法といった一般法の解釈から，また先にあげた個別の人体利用に関する法律の規定の内容から導き出さざるをえない。

II　生体と死体の法的性質

1　生体の法的性質

　生きている人の身体，すなわち生体は，民法の一般的解釈に従えば，有体性があるということで，物の要件を充足するが（民法85条），一方で，精神と不可分一体となって一個の人格を形成するものであり，それゆえ人格権の客体とはなりえても，物権（所有権）の客体とはなりえない。説明の仕方はさまざまありうるとしても，このような考え方は，現在のわが国の通説である[1]。

　このように生体が人格権の客体であるかぎり，生体に対する決定権は当該主体本人の一身に専属する。当該主体本人の決定によらないで，他者が生体を侵襲することは，たとえそれが医療行為である場合でも，緊急状態等一定の正当化事由のない限り，違法であり，刑法上の構成要件にも該当しうる。一方，当該主体の決定があれば，医的侵襲は許容されうるし，それ以外の侵襲行為についても，社会的価値秩序との関係で容認できるものについては，自己決定の範囲にあると考えられる。臓器移植のために生体の一部を提供するという決定もそのような種類の決定であり，決定の自由度と，生命保護・

（1）『新版注釈民法(2)総則(2)』604頁（田中整爾）。

健康保護という社会的価値秩序の要請との関係で，許否あるいは許容の範囲がはかられることになるであろう(2)。

2 死体の法的性質

(1) 民法上の位置づけ

このような，比較的簡明な生体の法的位置づけに対して，死亡した人の身体，すなわち死体の法的性質については，とりわけ民法上議論が分かれる。

ドイツで採られているような，死者の人格権の残存で説明する見解もみられなくはないが，死者の利益を直接に保護する伝統を有さないわが国では少数説にとどまり，むしろ主体の死亡によって人格性が失われたことで人の身体は物へと転化し，所有権の客体となると解するのが多数説である(3)。

その場合，所有権者は誰かということが問題となるが，この点については，①相続によって相続人に帰属するとするもの(4)，②無主物となるが，遺族が先占権を有するとするもの(5)，③慣習上埋葬権を有するとされる者（民法897条を解釈して通常は喪主）に帰属するとするもの(6)など，見解が対立する。判例は，古くは①説によっていたようであるが（大判大10・7・5民録27・1408，大判昭2・5・27民集6・307），近時は，祭祀主宰者に原始的に帰属するとして，③説によっているようである（東京高判昭62・10・8家月40・3・45等）。

しかしながら，このように死体について，所有権の対象となるという考えに立つとしても，それは所有権者が自由に死体について使用・収益・処分の権限を持つということを意味しない。死体は，かつては埋葬の対象でしかなく，所有権もそのための処分を正当化するために擬制されてきたにすぎない。

（2）　この点につき，排他的支配可能性が確保される限り，生存している身体の一部（例えば，血液や臓器）も「物」でありえ，その取引や処分が制限されるに過ぎないと説明するものもある（内田貴『民法Ⅰ総則・物権総論（第3版）』352頁。
（3）　前掲・新版注釈民法(2) 605頁。
（4）　長島毅「『人体ハ物ナリヤ』ニ関スル質疑ニ付キ一言ス」日本法政新誌17巻2号49頁，船橋諄一『民法総則』87頁など。
（5）　市村光恵「生体及死体ニ対スル私権」京都法学会雑誌5巻8号50頁。
（6）　我妻栄『民法総則』203頁，四宮和夫＝能見義久『民法総則（第6版）』159頁，近江幸治『民法講義Ⅰ民法総則（第6版）』159頁など。

今日，死体は限定的ながら埋葬以外の目的による利用が認められてきているが，その利用を正当化する根拠は所有権というわけではない。そのことは，死体の解剖や，死体からの臓器移植に関する特別法の中に見出すことができる。

(2) 死体解剖との関係

まず，死体の解剖からみてみよう。わが国において認められている死体の解剖には，医学教育を目的とするいわゆる系統解剖と病理所見を得るための病理解剖，異状死体について行われる行政解剖と司法解剖が存在する。これらの解剖について規律する法律が「死体解剖保存法」であり，さらに系統解剖のための献体については，「医学及び歯学の教育のための献体に関する法律」（以後，献体法と表記）が存在する。

解剖のうち，行政解剖と司法解剖は公益的目的によるものであり，それゆえ要件を満たす限り，誰の承諾もなしに行うことができる（死体解剖保存法7条3～5号）。

これに対して，系統解剖と病理解剖には原則として「遺族」の承諾が必要である。近時の判例（東京地判平12・11・24判時1738・80，東京地判平14・8・30判時1797・68，東京高判平15・1・30未公開）によれば，この遺族の承諾は，大学や病院での解剖（死体解剖保存法7条）や死体の全部または一部の標本としての保存（同法17条～19条）を死体解剖保存法や他の公法的規制との関係で正当化する要件であり，その承諾をなしうるのは「遺族である相続人」と解すべきであって，死体の所有者である祭祀の主宰者だけに限られるわけではない。

またさらに，系統解剖が献体によるものであるときは（わが国ではほとんどがこれに当たる），死亡した者が生前に献体の意思を書面によって表示しており，遺族にその旨を告知しても解剖を拒まないときは，遺族の承諾なしに解剖することができる（医学及び歯学の教育のための献体に関する法律4条）。死後の自己の身体の処分に関する生前の自己決定を認め，それを尊重する姿勢がみられるが，遺族による拒否が認められる限りでは，不徹底である。

(3) 臓器移植法との関係

次に臓器移植である。「臓器の移植に関する法律」（以後，臓器移植法と表記）によれば，「医師は，死亡した者が生存中に臓器を移植術に使用される

ために提供する意思を書面により表示している場合であって，その旨の告知を受けた遺族が当該臓器の摘出を拒まないとき又は遺族がないときは，この法律に基づき，移植術に使用されるための臓器を，死体（脳死した者の身体を含む。以下同じ）から摘出することができる」と規定する（臓器の移植に関する法律6条1項）。ここには，献体法の場合と同じく，まず死後の自己の身体の処分に関する生前の自己決定を認め，それを尊重する姿勢がみられる。そしてそれは，遺族による拒否が認められるという点で不徹底ではあるが，解剖の場合とは異なって，遺族の承諾のみでの臓器摘出は認められていない。ただし，経過的な処置として，眼球および腎臓については，遺族の書面による承諾があれば，摘出することが認められている（臓器移植法附則4条）。

それら臓器摘出の承諾に関して規定される「遺族」の範囲については，一般的，類型的に決まるものではなく，死亡した者の近親者の中から，個々の事案に即し，慣習や家族構成等に応じて判断すべきものであり，喪主あるいは祭祀主宰者となるべき者において，その総意を取りまとめるものとすることが相当とされる（「臓器の移植に関する法律の適用に関する指針（ガイドライン）」第2）。ここでも，死体の所有権と臓器摘出の正当化要件とは直結していない。

すでに述べたように，わが国では，死体は祭祀主宰者の所有に帰するという見解が多数説，判例である。所有権理論を貫くならば，死体に関する処分についての決定権は所有者に属するということになるが，臓器摘出についても，解剖についても，それらに関する特別法が要求する正当化要件としての承諾は，所有権者の承諾ではない。むしろ，臓器移植のための臓器摘出や，系統解剖のための献体といった任意的な処分については，第一次的には，死者本人の生前の自己決定を優先させており，遺族といえども他者の意思的かかわりは後退させられている。相続財産についてさえ一定範囲で遺言による死者の自己決定が認められることと比べても，生前その身体についての唯一の決定権者であった本人の，自らの死後の身体に関する決定は，一層高度の人格的な判断として尊重されるのである[7]。

（7） 前掲・四宮＝能見159頁も同旨と考えられるが，本人が意思表明していなくても，本人の意思を推測することができる場合には，「推測される本人の意思」に従って，遺

III 身体の構成部分の法的位置づけ

　身体の構成部分の法的性質は，それが身体から分離していない限りは，生前であれば身体の一部として本人の人格権により，また死後であれば死体の一部として死体の所有権により，カバーされてしまう。しかし，これが分離したときには，独立した「物」として位置づけられるというのが，現在のわが国の支配的見解である。

　生体あるいは死体から，どのような場合にその一部を分離することができるかは，当該分離についての社会的価値秩序の評価と，先に述べた生体および死体に関する処分権の帰属をもとに検討されなければならない。

1　生体から分離した身体の構成部分について

　現在わが国には，生体の構成部分の取り扱いについて規定する制定法は存在しない。しかし，生体からのその一部の分離については，先にも述べたように，当該主体本人の決定による分離が認められてきている。もちろん，その分離によって当該主体の生命や，健康に重大な影響が出るような場合には，社会的にその分離を認容することはできない（ただし，それを強制してとどめることには困難が伴うであろう）。

　分離された生体の一部については，明示もしくは黙示に放棄されていない限り，それが分離前に帰属していた主体の所有権に服し，当該主体はその意思決定に基づいて，この分離した身体部分を処分することができると考えられてきている[8]。しかし，その処分の目的や方法（売買が認められるか否か等）には，それが人の一部であったということにより，人の尊厳にかなう相当な範囲でという網がかかる。

族が臓器・組織を提供することまでは認めてもよいのではないかとする。
（8）　原帰属者の所有権を認める論理は難しいが，前掲・新版注釈民法(2)において，田中教授は，権利主体の基礎をなす構成部分が分離し物として権利客体になった場合には，無主物先占の客体のように社会の何人とも無関係な物と同視しうべきものではなく，それを基礎的組成部分として成り立っていた権利主体に帰属せしむべきであると説明する（605頁）。

現在，わが国で生体から摘出された身体構成部分が利用される重要な場面のひとつは，生体臓器移植である。臓器移植法は直接的には死体臓器の移植に関する法律であるが，そのガイドラインでは，生体臓器移植にも触れ，やむを得ない場合に，インフォームド・コンセントとしての提供者の自由な書面による同意によって許容されるとしている。

生体の身体構成部分を医学研究の試料として使用することができるかについても制定法は存在しない。しかし，提供者本人が目的等についても十分に説明を受けたうえで，自由な意思で提供することについては，本人の自己決定の範囲にある事柄として認められる。

このことは，手術や検査のために採取された身体部分を研究に転用する場合についても同様である。手術で切除された組織や，残存する検体などは，明示もしくは黙示のうちに廃棄物として処理されることで了解されていることが多いであろう。廃棄物ということになれば，所有権は放棄されており，無主物先占によって医療側が所有権を取得するという立論も考えられなくはない。しかし，その所有権放棄は廃棄を前提に行われているのであり，他の目的への転用については，それを提供者本人にあらためてその旨のインフォームド・コンセントをとる必要があるであろう（「手術等で摘出されたヒト組織を用いた研究開発のあり方について」報告書）。

2　死体から分離した身体の構成部分について

死体からの身体構成部分の採取およびその利用については，先にも述べたように，制定法上は，臓器移植のための臓器の摘出と，解剖に伴う死体の一部の標本化の場合にしか認められていない。移植や標本化のために摘出された身体部分を他の目的に転用すること，例えば医学研究のための試料として用いることについては，臓器移植法が移植に使用されなかった臓器を焼却処理すべきことを規定していることからみて（臓器移植法施行規則4条）認められないと考えられる。

では，最初から医学研究のための試料として用いることを目的として，死体からその一部を採取することは認められないであろうか。臓器移植法や献体法が本人の篤志による提供を許容するものであることに鑑みれば，目的が相当のものである限り，提供者の決定があればこれを試料として利用するこ

とは認められるであろう。しかし，本人が格別に意思表示しているわけでない場合に，死体の所有権者の承諾で採取，利用することについては意見が分かれるであろう[9]。

IV おわりに

わが国では，古くから，人体やそれから分離した構成部分について，一般法の解釈を通じて法的性格づけがなされてきた。しかし，埋葬や廃棄物としての処分，あるいはせいぜい標本化程度しか問題となる場面がなかった時代と異なって，現在は，人体やその構成部分は多様かつ有意義な利用の対象となってきている。そのような，目的も方法も異なる利用の場面では，従来の一義的な解釈は必ずしも問題解決の有用な枠組みたりえない。現実に諸種の利用が進む中で，新たな枠組みを構築していくことは容易ではないが，その枠組みの中で中心に置かれるべき要素は，生体であると死体であるとにかかわらず，また非分離であるか分離しているかにかかわらず，人の身体についてはその主体の決定が優先されなければならないということである。いまや人の身体は，単なる物にとどまるのではなく，個人情報の塊である。また当該主体の身体情報は，その主体のみにかかわるものではなく，その家族その他の人々の利害にかかわるものでさえある。身体の個人性，人格性，不可侵性を確保しつつ，新しい必要性をどの範囲で受け入れていくかが検討課題である。

〔附記〕「臓器移植に関する法律」は，本稿校正中，2009年7月17日に一部改正がなされたことを附記する。

（9） 前掲・四宮＝能見160頁は，提供は贈与契約とみながら，贈与の承諾については臓器移植の場合と同様（注（7）参照），所有権者ができるというのではなく，本人の意思に従って祭祀主宰者や相続人が行うことを託されていると考えるべきであるとする。

◆ 第2編 ◆
ゲノム・遺伝情報をめぐる比較医事法
――生命倫理基本法への途――

8 ポストゲノム時代における遺伝情報の規制：オーストラリアのおよび国際的なパースペクティブ

ドン・チャーマーズ

新谷一朗
原田香菜　訳

- Ⅰ　序
- Ⅱ　遺伝情報とポスト・ヒトゲノム・プロジェクト
- Ⅲ　遺伝情報の性質
- Ⅳ　遺伝情報の倫理的，法的，および社会的な挑戦
- Ⅴ　バイオバンクと遺伝情報
- Ⅵ　遺伝情報への規制のための原則
- Ⅶ　結　語

I　序

　本シンポジウムは，早稲田大学比較法研究所の50周年を記念するものである。私の論文が，この歴史的かつ権威のあるイヴェントに相応しいものであることを望む。この「ポストゲノム時代に向けた比較医事法学の展開」というシンポジウムのオーガナイザーの方々に祝意を申し上げる。

　医事法は，ポストゲノム時代において，遺伝情報によって変質させられるであろう。本稿は，これらの変質のいくつかについて，そしてセンシティヴかつ予測的な遺伝情報がポストゲノム時代において規制されるべき方法について考察するものである。また，ポストゲノムにおける遺伝情報の性質と増大について，そして社会と医療実務に対する挑戦について議論するであろう。さらに，本稿は，市場における自分で行う（do-it-yourself）遺伝子検査，そして遺伝情報の重大な貯蔵所としてのバイオバンク（biobanks）の拡大に言及するものである。そして，遺伝情報の規制に関する法的および倫理的原則について，何らかの提言を行うものである。

II　遺伝情報とポスト・ヒトゲノム・プロジェクト

　Averyらの論文に基づいて，そしてRosalind Franklinによる初期のX線回析写真に大きく依拠したうえで，WatsonとCrickは，1954年に，DNAの二重らせん構造に関する，大きな影響力を持つ基礎的な論文を発表した。サンガー法（Sanger method）によってゲノム配列のマッピングへの理解が進歩したこと，およびコンピュータの力の加速に伴い，世界中の科学者グループや科学センターが協働して，ヒトゲノムをマッピングするようになった。すなわち，国際的な共同研究であるヒトゲノム・プロジェクト（HGP）が開始されたのである。この研究は，元米国国立衛生研究所（NIH）の科学者である一匹狼のCraig Venterと，彼の個人会社であるCelera社，そしてヒトゲノムをマッピングするための彼の方法である，異論の多いショットガン法から挑戦されたものである。ヒトゲノムを配列することは，「聖杯」の終局的な発見ではなく（Chalmers, D., 1999），さらなる研究のための重要な出発

点であった．最終的に HGP と Celera 社は共同研究をして，2001 年に，ヒトゲノムの最初のドラフトを共同で発表した（2001, 409 (6822), *Nature* and 2001, 291 (5507), *Science*）．

　HGP は，基礎遺伝学の根本的な修正をもたらした．ヒトの遺伝子は 100,000 であると見積もられていたにもかかわらず，HGP は，ヒトの遺伝子は，30,000 から 40,000 の間である，と結論づけたのである．この大幅な縮減は，人類は回虫より $\frac{1}{3}$ 以上だけ多い遺伝子を有しているにすぎないことを示すもので，「〔人類を〕卑しめる (humbling)」結果であった．Stephen Jay Gould は，「1 つの遺伝子につき 1 つのたんぱく質，という理論の崩壊，基本コードから全体を作り上げるまでの，因果フローにおける 1 つの指示は，われわれが『生物学』と呼んでいる複雑なシステムに関する還元主義の失敗を表わしている……」と述べた（Editorial, New York Times, 2001）．同様に，Graig Venter 博士は，1 つの遺伝子が 1 つのたんぱく質を作り，1 つの遺伝子が 1 つの疾患に対応するという概念は，すぐに「窓から飛び去った」と述べた（Venter 2001）．遺伝学の言い回しもまた，最近 10 年間で，単一遺伝子疾患分析から，複数遺伝子疾患分析，そして多因性疾患分析へと変化を遂げている．すなわち，単一の遺伝子から，複雑な遺伝子間の相互作用，そして環境的要素とのエピジェネティックな繋がりへの旅，つまり複雑性への旅である．

　ヒトゲノムのマップが，遺伝学的な研究の旅における 1 つのステップにすぎないことは，すぐに理解された．つまり，それは，終わりではなく始まりだったのである．米国国立ヒトゲノム研究所の所長である Francis Collins は，ヒトゲノムのマッピングによって始まったピリオドを描写するものとして，「ゲノム時代」という表現を創り出した（Sulston and Ferry, 2003）．しかしながら，ゲノム時代における初期の楽観主義はトーン・ダウンしている．英国人類遺伝学委員会のある報告書は，これらの感情を反映して次のように述べている．すなわち，英国人類遺伝学委員会は入念に企画され，「委員会の実施要綱は，1990 年代の終わりに考案された．これは，数年間の間に遺伝学の革命が起こるという非常に現実的な期待が存在していた時であった」．この報告書は，続けて，「現実は予想されていたよりも遅かったが，人類遺伝学の知見における発展は，現在増人している」と述べている（UK Human

Genetics Commission, 2008 at 19)。簡潔に言えば，遺伝学への見込みが，その成果よりも大きかったことが多々あったのである。このことは，胚性肝細胞研究の領域で典型的に示されている。その領域では，実際に作り出された治療法よりも，見込みははるかに大きい。おそらく，遺伝学は今，より思慮深く複雑な「ポストゲノム時代」に入っているのである。

III 遺伝情報の性質

1990年代の初頭においては，ほとんどの論者が，遺伝情報は例外的なものである，と主張していた。遺伝情報は，その予言的な可能性ゆえに例外的であり，そして他の健康情報とは異なっていたのである。遺伝情報は未来に関わる情報であると言えるであろう。一個人の遺伝情報は，その家族に密接な関係を有しており，かつ烙印を押し，不当に非難する現実的な恐れが存在していたので，例外的であったのである。遺伝情報と保険に関する米国タスク・フォース（USA Task Force on Genetic Information and Insurance）は，1993年の報告書において，これらの要素を詳細に検討したが，「例外主義（exceptionalism）」を拒否した。場合によっては，遺伝情報は，その保護のために，新たな方法を必要としているのかもしれない（Task Force 1993；Lazzarini, 2000）。このポストゲノム時代，つまり複雑性の時代において，この見解はより受け入れ難い。遺伝情報は研究にとって貴重であるという大きな了解があり，遺伝情報が例外的である必要はない。遺伝情報が，現在は他の医療情報と同様に取り扱われており，例外的に取り扱われていないことは，重要である（Chalmers, D., 1999）。しかしながら，遺伝情報には複雑な特質がある。この複雑な一面は，検査の技術的な側面，検査前後のカウンセリング，着床前検査および診断，そして障害の概念とは別の，重要な倫理的考慮を提起している。

1 商品としての遺伝情報

バイオテクノロジーの発展に伴い，研究基金が相当に増大してきた。この研究基金は，とりわけ私企業からのものである。遺伝情報は，重要な商品となったのである。商業的な意味で，営利的な私企業は，ときには産学協同で，

多くの遺伝学的研究を実施している。企業や研究者たちは，知的財産の保護と，認可やスピンオフ企業を通じての営利を目的として，発見に参加している。研究活動の拡大は，情報が取り扱われる方法の移行を伴ってきた。本来，情報は，一般的に商業的に価値のないものとして取り扱われてきた。現在では，遺伝情報は，自分で行う遺伝子テストや遺伝子プロファイリング・サーヴィスを提供している専門家やインターネット企業によって，商品化されている。これらの発展のいくつかは，雇用機会の新たな産出を目的としている国家のバイオテクノロジー戦略によって駆り立てられている。バイオテクノロジーにおける進歩が，国民の健康を促進し，そして金銭的価値のある仕事を創出するために経済を拡大することが望まれているのである。研究組織と大学に対する商業的な組織の関与は増大してきており，そして官民共同が発展してきている。このことは，日本の未来派である堺屋太一の主張の大部分と重なり合う。彼は，農業革命，産業革命，そして石油革命は，「知価」革命へと移り，そこではアイディアと発明が，このポストゲノム時代における経済を駆り立てるであろう，と主張している (Sakaiya, 1993)。

2 遺伝情報と特許取得

遺伝子の特許取得は，HGPのストーリーにおける変質と論争の一領域であった。特許は，「勝者総取りのゲームであり，敗者には何の栄誉も慰めもない」(Jasanoff 1993)。特許は，新たなテクノロジーにおける発明と発見のための好ましい保護であるが，人類遺伝学の領域においては，適切ではないかもしれない (Nicol 1996)。ゲノム・マップに取り組んでいる私企業と公的機関との間には緊張があった。なぜなら，私企業の中には（特にCelera社）特許を目的としているものがある一方で，公的機関においては，データへのオープン・アクセスが望まれていたからであり，この緊張は中断しているというよりも，情報へのアクセスをめぐってむしろ継続している。パブリック・コンソーシアムは，そのバミューダ宣言 (*Bermuda Declaration*) に従い，24時間以内に配列データを公開してきた (Sulston and Ferry, 2003)。ヒトゲノムのマッピングが公表される直前には，「特許ラッシュ」があった。これは，人の身体に関連する発明に対して世界中でなされた9,364件の特許申立てと，全体的もしくは部分的にヒト遺伝子配列に対する126,672件の特許申

立てを含むものである。2000年の終わりまでに，遺伝子配列の特許申立ては，34,500件の申立てによって増大した。Incyte Genomics 社は，7,000の完全長遺伝子を含む50,000以上の遺伝子配列の部分を網羅する特許申立てをなし，すでに500の遺伝子関連特許が認められてきた（Nicol and Nielsen, 2001）。米国特許商標庁が，申立ての残りについては「実用性」というより高度なテストを適用する，と宣言したことによって，この問題は抑制された。そのより厳格なテストは，EUの国々における，より厳格なテストと流れを同じくしている（Nicol and Nielsen, 2001）。

3　リスクと感受性

多くの人類遺伝情報は，予測的なものである。しかしながら，単一遺伝子の状態において，その遺伝情報は合理的に決定的かもしれないが，他の状態においてそうであるとはかぎらない。例えば，あるステージにおけるBRCA-1に対するリスク・アセスメントは，キャリアに対する癌の感受性に関して特に高度であり，遺伝子が子孫に伝わっても同じ高度の感受性であった。後の研究は，これらの感受性リスクを実質的に縮小させてきた。パイオニアの遺伝子学者である Victor McKusick は，感受性は不可避ではない，と警告している。第2に，医学的な推定や結論よりもむしろ，社会的に疑わしい推定や結論を避けるために，遺伝学的な「状況」，「疾患」そして「異常」を判断するにおける，受容可能な境界線に関する考慮を促進する必要がある。

4　遺伝情報の爆発的急増

遺伝子に関する情報は急増してきており，ゲノム・マップの発表以来，その情報は複雑な遺伝子疾患において示されてきた。研究者たちは，諸々の遺伝子および遺伝子の相互作用がどのように機能するのかについて，新たなパラダイムを示している。遺伝情報の爆発的急増は，ポストゲノム時代の決定的な特色である。特定の遺伝子疾患に対する確認された遺伝学的寄与への理解は，2007年に急増した。とりわけ，一塩基多型（SNP）への理解は，特定のヌクレオチドが避けられるか消去されることにより生じる多型の挿入および・または欠失への理解の発展によって，現在補われている。第2に，1500

ほどのコピー数多型（CNVs）が同定されてきた。これは，ゲノムの多くの領域をカヴァーし，全ゲノムの12％であると見積もられている。各個人は，平均70のCNVsを持っていると見積もられており，CNV領域の中で，代謝や免疫学に関わる多くの遺伝子が発見されるであろう。科学的な研究は，世界人口には，そのゲノムの中に莫大なレヴェルの変異が含まれていることを示している。ゲノムは安定しているものではないという理解もまた，存在している。あらゆるゲノムにおいて継続的な変化が起こっており，これらが次の世代へと移っていくのである。環境的な相互作用を通じて現実のゲノムを変化させるところの，エピジェネティックな要素への我々の理解は増大している。それゆえ，人間社会の構造は人口の多様性に基づいており，この多様性はヒトゲノムの際立った多様性に帰せられる，とわれわれは結論付けることができる。

5 グローバルな遺伝子研究

　研究者たちは，新たな分析的基盤を利用することができる。これによって，遺伝子の活動をさらに同定するために，莫大なブロックバスター関連解析を現在利用することができる。1つの例として，大きなマルチセンターの研究プロジェクトが，乳癌に感受性を持つ遺伝子を調査している。このプロジェクトは，50,000のサンプルを有する12カ国28研究所が参加しているゲノム・ワイドな関連解析である。このプロジェクトは，「さらなる座（loci）を発見するためには，複数研究所にまたがる多数のケース，コントロール，そして結果が必要である」と述べた（Easton, 2008）。10年前でさえ，単一の実験チームが，多くの研究を行っていた。ポストゲノム時代は，これらのマルチセンターの国際的なブロックバスター型研究が著しい。この研究は，主に，テクノロジーの収斂，HGPからの情報，そして研究センター間の共同的な相互活動によって生まれてきた。さらに，コンピュータの力とバイオインフォマティック分析も急増してきた。マイクロアレイの発展は，1つのマイクロアレイでの何万もの個人テストを可能にしている。遺伝学は，プロテオミクスとメタボロミクスの発展によって，新たな諸々の研究領域へと区分された。数年間のうちに，1000ドルのゲノム・ワイドなマイクロアレイが利用可能になると予測されている（Gen, 2007）。

Ⅳ 遺伝情報の倫理的，法的，および社会的な挑戦

　遺伝情報の爆発的急増に伴って，重大な倫理的，法的，および社会的な影響が生じている（Chalmers, 1999）。多くの国際的な組織が，これらの挑戦に取り組んでいる。例えば，ユネスコの「ヒ・ト・ゲ・ノ・ム・と・人・権・に・関・す・る・宣・言・（Declaration on the Human Genome and Human Rights）」は，人類遺伝学における研究行為の基準を設け，次のように規定している。すなわち「個人のゲノムに影響を与える研究，治療または診断は，それに伴う潜在的なリスクとベネフィットの厳格な事前評価の後にのみ，着手することができ」，これはその人のインフォームド・コンセントを備え，事前のレヴューのための研究プロトコールが提出された後に，着手するべきである，と（第5条）。

1　プ・ラ・イ・ヴ・ァ・シ・ー・

　遺伝情報は私的な情報であり，その情報への不適切なアクセスやその情報の不適切な公開によるプライヴァシー違反は，法的問題と倫理的問題を惹き起こすであろう。発展した社会は，健康システムにおいて，医師の記録を病院の記録や政府の記録とリンクさせる権限を有している。このリンケージは患者の利益であるが，保険会社，雇用者，および警察がこれらの情報のいくつかを濫用するかもしれない，という懸念が存在している。ユネスコのヒ・ト・ゲ・ノ・ム・と・人・権・に・関・す・る・宣・言・は，個人の自由と差別の可能性に関する2つの条項を含んでおり，次のように規定している。すなわち，「何人も，遺伝的特徴に基づいて，人権，基本的自由および人間の尊厳を侵害する意図または効果をもつ差別を受けることがあってはならない」（第8条），そして「ヒトゲノムに関するいかなる研究も……個人の，または該当する場合は集団の人権，基本的自由および人間の尊厳に優越するものではない」，と（第10条）。雇用もしくは保険および年金制度における遺伝学的差別は，目下の国際的な懸念の1つの問題である。しかしながら，このようなケースは稀であり（Otlowsiki, 1999），ほとんどの文献が，統一的なヘルスケア・システムを持・た・な・い・唯一のOECD国家であり，独特の医療システムに由来するアメリカの経験に基づいていることは，認めなければならない。世界の多くの国々は，保

険会社が遺伝子検査を利用することを制限するようになってきている（例えば，ベルギー，オーストリア，デンマーク，ノルウェー）。

人の遺伝情報は，センシティヴかつ予測的であるのでプライヴァシー法に服する，ということは是認されている。オーストラリア法改正委員会は，2003年のヒトゲノム情報の保護に関する報告書（*Report on the Protection of Human Genetic Information*）の中で，遺伝的プライヴァシーを促進し，遺伝子検査と遺伝子研究，そしてデータベースを規制する勧告の射程を規定した。これは，この情報が保険会社，雇用者，警察および他の法執行官によって不適切にアクセスされることを防止し，親子関係の争いにおける遺伝子検査を制限するためのものである。さらに，同委員会は，国立人類遺伝学諮問委員会（National Human Genetics Advisory Committee）の設立も提言した。一般的かつ国際的に調和されているプライヴァシー法の原則が，遺伝情報の挑戦に対処するための適切な実質的基礎であることは明らかである。

2 遺伝子検査と医師

興味深いことに，医師がこの新たな遺伝情報のすべてを取り扱うわけではない。この情報のほとんどが，ワールドワイドに利用可能となっており，医師が遺伝情報の解釈に対する「ゲートキーパー」として行動すると期待することはできない。このことの最も劇的な例は，自分で行う遺伝子テストの販売を，新聞上やインターネット上で公然と広告する企業の増加である。これらの消費者に直接販売する検査の結果は，その結果を解釈し説明する訓練を積んでいる医師には送られない。その結果は，危険性をもって直接消費者に送られるのである。この観点からは，結果が医師を経由することはなく，医師が遺伝学的サーヴィスのゲートキーパーとして立ちはだかることはもはやない。現在のところ遺伝情報には，検査を行い，結果を解釈し，検査の結果に助言をする医学的および技術的な専門家が介在しなければならない。自分で行うキットの増大によって，資格ある健康専門家の介在なく，人々が自身で遺伝情報検査の結果にアクセスできるようにすべきなのか，という問題が提起されているのである。

多くの政策や法務は，並外れた範囲で公衆が直接利用可能となる自分で行う遺伝子検査を扱う必要がある。NIHは，すでにこれを公衆に対する主要

な懸念であると表明したが，主な対応として，消費者の教育であると決定した。このアプローチによって，NIH は直接消費者が自分で行う検査を，他の市場における消費者製品と同じように取り扱っている。消費者保護法は，「消費者」には利用可能となるであろう。主要な報告書は，遺伝子検査の臨床評価を促進しなかったことが，今世紀における個人化された医療の発展の基礎を揺るがし，不明確な臨床価値（clinical value）の医学テクノロジーという新たな時代へと導くであろう，と結論づけている（Phg Foundation Research Report 2008）。同様に，サイエンス誌に掲載されたある論文は，「最悪の場合，遺伝子検査の誤りは人の命を奪いうる。最善の場合でも，ヘルスケアに費やされた費用の少なさの結果として，公衆は遺伝子検査の精度に疑問を持ち始めるであろう。個人医療は，医療の歴史のページの追伸にすぎなくなるであろう。遺伝子医療の将来を確保するために，われわれには分別のある規制が必要である」（Hudson, 2006）。遺伝子検査を非医療化し，遺伝子医療を消費者製品として取り扱うことが，最善のアプローチとは思われない。遺伝情報が広く用いられる可能性は，遺伝情報の濫用によって，遺伝子検査への，可能性としては遺伝子研究への公衆の信頼が完全に直ちに失われてしまうという挑戦を含んでいる。

V　バイオバンクと遺伝情報

　遺伝子研究を行うものの1つは，バイオバンクの発展からもたらされるであろう。加えて，遺伝子検査の精度と有効性を促進するための情報もまた，バイオバンクからもたらされるであろう。バイオバンクは，ブロックバスター規模の研究プロジェクトを実に活発に行っていくであろう（Chalmers, 2008）。
　バイオバンクは，特別に発展させられたヒトの神経サンプルの収集である。つまり，バイオバンクは，研究を行う特定の目的をもって設立される。OECD は最近，ヒト遺伝子研究データベースの管理の創造（*The Creation of Governance of Human Genetic Research Databases*）と呼ばれる印象的かつ重要な報告書を発表した。この報告書は「バイオバンク」よりもヒト遺伝子研究データベースという用語を使用している。他の国々も，様々な他の用語を使

用してきた。英国は、最も有名な「バイオバンク」という表現を使用している。これは、神経を預け、研究者が研究の目的でこの神経を引き出す、というアイディアによるものである。ラトヴィアもこのバイオバンクのアイディアを有しているが、それらを「ジーンバンク（genebank）」と呼んでいる。フランスは、「バイオライブラリー（biolibrary）」という非常に独特の用語を好んで使用しており、これは「生命の本（Book of Life）」としてのヒトゲノムという比喩に基づいている（Chalmers, D., 2006）。もちろん、ヒトの神経の様々な他の収集は、すでに存在している。すべての病院が病理学の収集を有しており、私的な収集を有している研究者もおり、また、警察は科学捜査のためのDNAバンクを有している。さらに、現在では、幹細胞バンクや血液バンクももちろん存在している。しかしながら、これらの収集は、バイオバンクではない。なぜなら、これらの収集は、主に診断、臨床もしくは科学捜査という目的で設立されてきたからである。これらの収集は、研究を主たる目的とするものではなく、いかなる場合でも特定の同意レジームを有するにすぎない。

　これらのバイオバンクの流行は、90年代後半のアイスランドにおけるデコード社による最初の設立から評価することができる。現在では、英国、エストニア、スウェーデン、ケベック州、フィンランド、ドイツ、スコットランド、メキシコ、オランダ等において、大きなバイオバンク施設が存在している。オーストラリアにおいてもバイオバンクは設立され、西オーストラリア州、ヴィクトリア州、そしてタスマニア州においては完成の最終段階にある。国際的なレヴェルでは、多数のイニシアティヴもまた存在している。ヒトゲノム・プロジェクトの完成によって、この専門技術と協働は再編成された。これは、アメリカ合衆国、英国、ナイジェリア、中国、カナダ、そして最も重要な日本との間での新たな協働であり、「国際HapMap計画」と呼ばれている。このプロジェクトは、遺伝学的な類似と相違を同定し、健康、疾患および薬物反応に影響する遺伝子を発見することを目的としている。カナダでは、ゲノム・カナダの助成によって特別なプロジェクトが進行している。ゲノム・カナダは、カナダでの遺伝子研究を促進するために設立された非営利組織である。略してP3Gと呼ばれている遺伝学におけるパブリック・ポピュレーション・プロジェクト（The Public Population Project in Genomics）

は，国際的な人口遺伝学コミュニティに利用可能な知識データベースをまとめ，P3Gのウェブサイトでは，同意書式の例やガイドラインを見つけることができる。これは，およそ1050万人の参加者を代表する22の特許バイオバンク（Charter Biobanks），13の提携，そしておよそ152名の個人会員によるものである。他の協同組織も定期的に設立されており，フォーブ・コラボレーション（PHOEBE Collaboration）は，ヨーロッパにおける疫学的バイオバンクの促進と調和のためのバイオバンクをまとめるための活動である（Chalmers, 2008）。

バイオバンクは，研究産業によって，遺伝情報の新たな機会を代表するものと見られており，さらにバイオメディカル研究をヘルスケアにおける現実的な発展へと変質させる本質的なツールとして見られることも増大している。バイオバンクは，大規模な疫学的疾患研究を実行するために設立されたものである。この研究は，とりわけ癌，糖尿病，心臓病における国家の健康コストの増大を取り扱う試みの主要な方法として見られている。同様に，バイオバンクは，ファーマコ・ゲノミクスの発展を促進するための研究ツールと見られている。個人化された医療が，遺伝情報に基づいて，より効果的な患者への薬物適合へと導くことが望まれている。さらに，個人化された医療の計画は，個人の患者に対する薬物の副作用を最小化することにまで拡張している。アメリカ合衆国における最近の評価は，これらの薬物服用のおよそ25％が薬物の副作用を経験していると示している。バイオバンクは，プライヴァシーと公的信頼という重要な問題もまた提起している。

VI　遺伝情報の規制のための原則

では，遺伝情報への見込みを適切に制御し，その危険を回避する試みにおいて，国際コミュニティにおいてわれわれを導くべき，法的および倫理的原則とは何なのだろうか。第1に，そして最も重要なことには，プライヴァシー立法が公的信頼および保護の主要な手段となるであろう。OECDの先進諸国は1980年代初頭に結束し共通プライバシー原則を確立した。そして，同原則は，世界中の立法の骨子となってきた。要するに，当該立法は，その収集目的に対して適切である場合にのみ，情報は収集されるべきである，と

規定する。つまり，二次目的での使用は許されるべきではない。そして各個人は，自身の個人情報——この場合には，彼らが保有している遺伝情報——に対してアクセスし異議をとなえることが可能とされるべきである。

　第2に，同意原則は一般的に受け入れられた国際的な基準である。遺伝情報が（犯罪捜査ではなく）研究に対して与えられる場合，それは同意とともに与えられなくてはならない。しかしながら，重要なのは，特定のプロジェクトに対する限定かつ特定された伝統的な同意では不十分だということである。遺伝情報は，家族や将来に関する情報をも提供する。この事実は，こういったプロジェクトの大半には，将来の調査のために，家族に対する追跡調査や追加的な同意が必要となることを意味している。遺伝情報を将来的にあらゆるプロジェクトに利用するために，無制限かつ永続的な「包括的」同意について議論すべきか否かという現実的な問題が存在している。これは，抜本的な変化となりうる。

　第3に，遺伝情報に対する適切なリサーチ・ガバナンスが存在すべきことは明白である。健康記録および情報のシステマティックな記録と集積には，世界中の公的健康システムに対する伝統的かつ信頼の厚い責任が存してきた。公的なプライバシー法およびデータ保護立法は，特定の健康行政規制および職業倫理と同様に，公的な保健記録を管理している。長年にわたり，公的な健康記録は保管され，疫学的研究，品質保証の手続，および合法的な情報開示のために利用可能であった。これらの記録は徐々に電子的な形態をとり，国家の健康情報ネットワークに結び付けられつつある。医師，健康サーヴィス，研究者および警察によって保持されているすべての遺伝情報は，法的および倫理的に，権限ある者によって扱われなければならない。バイオバンクの場合には，先述したOECD（OECD 2007），NIH，ISBER（NCI 2006 ; ISBER 2005）によって，そして，例えば，英国バイオバンクによって，多くの研究がすでになされてきた。英国バイオバンクは，精製され洗練された倫理および管理枠組を確立した（Wellcome, 2006 ; Chalmers, 2006 and 2008）。

　第4に，いまや広く受け入れられていることであるが，パブリック・エンゲイジメントこそが，遺伝情報に対する規制スキームの発展の主要な特徴である。例えば，公的諮問と意見提出のおよそ2年後に，オーストラリア法改正委員会による2003年に「ヒト遺伝情報保護に関する報告書（*Report on the*

Protection of Human Genetic Information）」が出された。バイオバンクの場合であれば，例えば，OECD による「ヒト遺伝研究の創設およびガバナンスに関する報告（OECD Report on The Creation and Governance of Human Genetic Research）」において，パブリック・エンゲイジメントについて明確に言及されている。

　第5に，グローバルな研究は，もはや個々の研究室で行われるものではなく，世界的なプロジェクトと，グローバルな協力を伴うものである。これには，複数の法域を跨ぐ規制の調和とP3Gイニシアティヴのような協同研究が必要となる。ここにいう調和とは，すべての規制が同一の内容であるということを意味するわけではなく，それぞれが同等の基準を有するべきである，ということである。これには，国際的組織がガイダンスを与えてきた。例えば，OECD の報告書は，バイオバンクをガイドしており，ユネスコのヒトゲノムおよび人権に関する国際宣言は，遺伝情報のプライヴァシーに関する基準を設定し，一定の態様のクローン作成を認めない旨の国際的同意を反映している。

Ⅶ　結　語

　遺伝情報の扱いにおける倫理的な原則に関しては，新たなる思考が発展してきた。近年のユネスコによるヒトゲノムおよび人権に関する国際宣言は，利益共有の考え方を強調している。この原則は，遺伝学の発展による利益の公平な配分を要請している。この配分は，研究成果の共有，もしくは新たなヘルスケア製品の流通によって行われる。興味深いことには，この2005年宣言は，人権に関するあらゆる国際宣言の基礎をなすものとしての連帯および人間の尊厳の概念をも促進してきたのである。これらの概念は，1997年ヒトゲノム宣言第1条の文言に反映されている。すなわち，「ヒトゲノムは，人類社会すべての構成員の根源的な単一性ならびにこれら構成員の固有の尊厳および多様性の認識の基礎となる。象徴的な意味において，ヒトゲノムは，人類の遺産である」。確実なことには，ヒトの遺伝情報は，単に個人の情報ではない。なぜなら，それは，家族や集団グループについて伝える能力を有しているからである。

遺伝情報に関わる社会的および法的論争の変質は，Margot Somerville の Ethical Canary (Somerville, 2000) という著書によく要約されている。彼女は，われわれに，以下のことを思い出させる。すなわち，科学の新たな発展にまつわる論争は急速に動いている「科学時間 (science time)」の中で動いており，そこでは新たな発見が日々なされている。しかしながら，公共の論争および理解は，より緩慢であり，「倫理時間 (ethics time)」に従っている。だが，規制者は，われわれの「法時間 (law time)」よりさらに遅れている。しかし，規制者は，もっと迅速に動かなければならない。そして，遺伝学がそれ自身の孕む莫大な可能性の敵とならないように保障する法律を導入しなければならない。

［傍点は原文ではイタリック体である：訳者］

◆ 参考文献

Burke, W. and Zimmerman, R. "Moving Beyond ACCE : An Expanded Framework for Genetic Test Evaluation" PHG Foundation Report (September 2007)

Chalmers, D. "The Challenge of Human Genetics" in Freckelton I. (ed) *Controversies in Health Law*, Federation Press (1999)

Chalmers, D. "Human Genetic Research Databases and Biobanks -Towards Uniform Terminology and Australian Best Practice" *Journal of Law and Medicine* 15 : 4 (2008)

Chalmers, D. "Ethical Principles for Research Governace of Biobanks" *Journal of International Biotechnology law* 3 : 3 (2006)

Chalmers, D. & Nicol, D. "Commercialisation of Biotechnology : Public trust and Research" *International Journal of Biotechnology* 6 : 116-133 (2004)

Easton, D. et al, "Genome-wide Association Study Identifies Novel Breast Cancer Susceptibility Loci" *Nature online* (27 May 2007)

Editorial, New York Times cited in (2001) *GeneWatch* May 14 : 5. (2001)

Federal Trade Commission USA "At Home Genetic Tests" ⟨http://www.ftc.gov/bcp/edu/pubs/consumer/health/hea02.shtm⟩

GEN (Genetic Engineering & Biotechnology) "Pushing towards a $1000 genome" 27 : 19 (November 1, 2007)

Hudson, K. "Genetic Testing Oversight" *Science* 313 : 1852 (2006)

ISBER (International Society for Biological and Environmental Repositories) "Best Practices for Repositories I : Collection, Storage, and Retrieval of Human Biological Materials for Research" *Cell Preservation Technology* 3 : 1, 5-48 (2005)

Jasanoff S. "Innovation and Integrity in Bio-medical Research" *Academic Medicine* 68 : 9 at 95 (1993)

Lazzarini, Z. "What Lessons Can We Learn From the Exceptionalism Debate (Finally) ?" *Journal of Law, Medicine and Ethics*, 29 : 2 at 149-151 (2000)

Melzer et al. *PHG Foundation Research Report* (February 2008)

NCI *First-Generation Guidelines for NCI-Supported BioRepositories* April 2006, National Cancer Institute, National Institutes of Health, U.S Department of Health and Human Services 〈http://biospecimens.cancer.gov/biorepositories/First%20Generation%20Guidelines%20042006.pdf〉

Nicol, D. "Should Human Genes be Patentable Inventions under Australian Law" *Journal of Law and Medicine* 3 at 231 (1996)

Nicol, D. and Nielsen, J. "The Australian Medical Biotechnology Industry and Access to Intellectual Property : Issues for Patent Law Development" *Sydney Law Review*, 23 at 347-374 (2001)

OECD, *Creation and Governance of Human Genetic Research Databases* (2007)

Otlowski, M. "Insurers' Use of Genetic Information" *Today's Life Science* 11 at 16 (1999)

Saikaya, T. *The knowledge-Value Revolution*, Kodansha Press (1993)

Somerville, M. *The Ethical Canary : Science, Society and the Human Spirit*, Victoria : Viking (2000)

Sulston, J. and Ferry, G. *The Common Thread*, London : Corgi Books (2003)

Task Force Report, *Genetic Information and Insurance* Bethesda, Maryland : Genetic Information and Health Insurance, National Institutes of

Health, National Center for Human Genome Research (1993)

UK Biobank, *Ethics and Governance Framework*, Version 2.0

UK Human Genetics Commission, *Light Touch Review of the Human Genetics Commission* (2008)

Venter, C. Financial Times cited in *Gene Watch* May 14 : 5 (2001)

Wellcome Trust and Medical Research Council and Department of Health UK, 2006 ⟨http://www.ukbiobank.ac.uk/ethics/egf.php⟩

［本稿の原題は，Don Chalmers, "Regulating Genetic Information in the Post-Genomic Age: Australian and International Perspectives" である：訳者］

9　日本における遺伝情報の扱いをめぐる
　　ルール作り
　　　──アメリカ法との比較憲法的視点から──

　　　　　　　山　本　龍　彦

Ⅰ 序
Ⅱ 平等保護＝反差別アプローチの限界
　　——情報保護アプローチの優位性
Ⅲ 「遺伝情報」の性質と保護——遺伝子例外主義の射程
Ⅳ 検　討

I　序

　2008年5月21日，アメリカのブッシュ大統領（当時）が「遺伝情報差別禁止法（Genetic Information Nondiscrimination Act of 2008）」——通称「GINA」——に署名したことによって，雇用と医療保険領域における遺伝情報の利用を規制し，当該領域における遺伝子差別を禁止しようという連邦議会の長年にわたる努力が，ついに結実した[1]。上院で95対0の大差，下院でも414対1の大差をつけての成立である。もちろん，雇用や保険に照準するGINAの成立は，本講座のテーマである医事法領域における諸問題と直接関連するわけではない。また，キム（Pauline T. Kim）が指摘しているように，アメリカにおける同種の立法は，やはり本講座の関心対象である「遺伝情報の取扱い」よりも，それによって惹起される「遺伝子差別」の方に強い関心が向けられている（しかもそれはアメリカ積年の課題である人種差別の問題と密接に関連している）[2]。キング（Nancy J. King）らの言葉を借りれば，EUのように情報保護の観点からアプローチするのではなく，市民権法（Civil Rights Acts）の延長として，いわば＜平等保護＝反差別＞の観点からアプローチするものと解されているのである[3]。

（1）　立法の経緯については，吉田仁美「アメリカにおける遺伝子差別規制の動向」甲斐克則編『遺伝情報と法政策』（成文堂，2007年）6頁以下。GINAの詳細は，山本龍彦＝一家綱邦「アメリカ遺伝情報差別禁止法」年報医事法学24号（2009年）241頁以下参照。

（2）　See Pauline T. Kim, *Genetic Discrimination, Genetic Privacy: Rethinking Employee Protections for a Brave New Workplace*, 96 NW. U. L. REV. 1497, 1499-1500（2002）. 山本龍彦『遺伝情報の法理論』（尚学社，2008年）183頁以下参照。実際，GINAも，Findingsにおいて，「ある特定集団のメンバーが，遺伝情報によってスティグマ化され，差別されうること」に強い関心を払っており，「市民を［遺伝子］差別から十分に保護すること，差別の可能性に対する懸念を鎮めること」を当該立法の目的としている。もちろん，そのタイトル（Genetic Information *Nondiscrimination* Act of 2008）をみても，それが主として「情報保護」の観点からではなく，「反差別」の観点から制定されたものであることがわかるであろう。

（3）　ナンシーらによれば，「アメリカは，職場における遺伝情報を市民権の問題であると捉え」，「職場差別の問題として，遺伝情報の濫用への対処に重きを置いたアプロー

ただ，GINA がこのような性格を有しており，それ自体後述するような看過できない問題を含んでいるとしても，遺伝情報の使用・開示等が議会というアリーナで議論され，その基本事項が立法によって明記されたことは，日本法との比較という観点からきわめて重要である。日本には，「遺伝情報」の取扱いを定めた法律は，いかなる領域においても存在していないからである。たとえば，諸外国と異なり，犯罪捜査のための DNA データベースでさえ，「法律」ではなく，国家公安委員会が定めた「規則」によって設置・運営されている[4]。そして，いうまでもなく，ヒトゲノム・遺伝子解析研究や医療現場──すなわち本講座が直接関心を有すべき領域──における遺伝情報の取扱いについても，行政機関や関連学会が定めた複数の「ガイドライン」がそれを規制するにとどまっている[5]。

たしかに，遺伝情報の取扱いが日本の議会の表舞台で真剣に議論されず，いずれの領域においても法律として立法化されてこなかった，ということにも理由があるのかもしれない。たとえば，日本が，幸いにしてアメリカやヨーロッパが経験したような苦い遺伝的差別──人種・民族差別といった広義の遺伝子差別[6]──を味わってこなかったという事実も，遺伝情報の取扱

チ」を採用している。Nancy J. King, Sukanya Pillay, and Gail A. Lasprogata, *Working Privacy and Discrimination Issues Related to Genetic Data: A Comparative Law Study of the European Union and the United States*, 43 AM. BUS. L. J. 79, 159 (2006). そもそも，なぜ EU とアメリカで，アプローチに違いが生じるのか。この点について検討したものに，山本龍彦「アメリカにおける対テロ戦略と情報プライバシー」大沢秀介＝小山剛編『自由と安全』（尚学社，2009 年）140，150-154 頁参照。

(4) DNA 型記録取扱規則（平成 17 年 8 月 26 日国家公安委員会規則第 15 号，一部改正平成 18 年 10 月 30 日国家公安委員会規則第 27 号）。

(5) 詳細は，中山茂樹「遺伝子解析（バイオの法律と倫理指針）」バイオテクノロジージャーナル 11-12 月号（2007 年）748 頁以下，玉井真理子「ヒトゲノム・遺伝子解析をめぐる国内のルールづくり」甲斐・前掲注（1）230 頁以下，磯部哲「遺伝子技術の展開と行政法的規制」法律時報 73 巻 10 号（2001 年）16 頁以下参照。

(6) なお，「遺伝子差別」をどのように定義するかは一つの論点である。この点，ビリングスは，「遺伝子差別」を，「『通常』の遺伝子型からの明白な，または認知された変形（variation）のみに基づいて，個人または家族を差別すること」と定義する。Paul R. Billings, et al., *Discrimination as Consequence of Genetic Testing*, 50 AM. J. HUM. GENETICS 476, 476 (1992). また，ゴスティンは，「遺伝子に基づく（genetically-based）診断的で予知的なテストから獲得された情報に基づいて権利，特権または機会を否定す

いに対する日本人の関心の低さや楽観主義，政治的アジェンダとしてのインパクトの弱さを説明しうる。

　しかし，それでよいのだろうか。「ガイドラインラッシュ」と揶揄されるように，日本でもこの分野においては，今世紀に入ってから実に数多くの規制が生まれてきてはいるが，それらはいずれも「法律に基づかない規制」である(7)。すでに多くの論者が指摘しているように，プロフェッショナリズムや柔軟性といった点で，すべてを法律事項とすることに問題があるとしても，すべてを指針事項とするような規制枠組みにもまた問題があるように思える。非法律型の規制は，遺伝情報の取扱いをめぐる国民的コンセンサスの醸成ないし形成，国民的議論の喚起という点で，また遺伝情報の不当な取扱いや杜撰な管理に対して強制力を伴う制裁を加えることができないという点で，一定の弱点を有している。そうなると，やはり＜法律−ガイドライン＞の協働的関係に基づく規制枠組みが求められるように思える。

　とはいえ，この「協働的関係」を具体的に探求するには，すでに個人情報保護法等が整備されているにもかかわらず，なぜ「遺伝情報」の取扱いについて規定する特別法が別途必要なのか，換言すれば，「遺伝情報」はそれだけ他の医療情報と異なるのか，「遺伝情報」の保護には従来の情報保護と異なる考慮が要求されるか，などの点を検討しておく必要がある。本講座の編者から憲法学を専攻する筆者に課せられた仕事は，「日本における遺伝情報の扱いをめぐるルール作り」に向けた前提的かつ基礎的な論点を洗い出しておくことにあると考える。

II　平等保護＝反差別アプローチの限界
——情報保護アプローチの優位性

　かつて，ヒトゲノム研究にかかわるある自然科学系の研究者から，つぎのような指摘を受けたことがある。なぜ個人に「自己情報コントロール権(8)」

ること」と定義する。Lawrence O. Gostin, *Genetic Discrimination: The Use of Genetically Based Diagnostic and Prognostic Tests by Employers and Insurers*, 17 AM. J. L. & MED. 109, 110 (1991).

（7）　磯部・前掲注（5）16頁。

なるものが認められるのか。たとえ研究機関内，研究機関相互間，診療機関－研究機関相互間の情報のやりとりに被験者の同意がとれていないとしても，その平穏な情報流通（そこでは情報が暴露されているわけではない）によって被験者は具体的にどのような損害を受けているというのか。問題は，情報が外に漏れ，それを実際に第三者が濫用したことによって生ずる，差別的取扱い等の現実の不利益なのであって，法的規制はそこに照準すればよいのではないか，という指摘である。

このような主張は，遺伝情報の収集・保存・開示――すなわち情報処理（processing）の全過程よりも，その差別的な利用（段階）に関心をもつアメリカ的な平等論的アプローチと通底しており，容易には見すごせない。学問研究の自由（日本国憲法23条参照）を最大化するという観点からも，遺伝情報の流通や処理そのものを規制する ex ante なアプローチよりも，その不誠実な利用や，それに基づく現実的損害に焦点を当てる ex post なアプローチの方が合理的であるとの主張もありうるからである。しかし，遺伝子差別をめぐるアメリカの最近の議論を参照する限り，平等論的アプローチには一定の限界が存在しているように思える。つぎのような事例を考えてみたい。

Xは，営業不振を理由に雇用者Yに解雇された。しかし，この解雇の直前に，XがBRCA1（乳がん易罹患性遺伝子）変異を有していることが明らかになっており，Xは，当該遺伝子テストの結果が真の解雇理由になったのではないかと考えている。

このような事例においては，伝統的な反差別法のパラダイムに従う限り，Xは，同じクラスのメンバーではない，類似状況にある被用者が，類似した営業成績でも解雇されていないことを立証する必要が生じる（平等は，「他者との比較において成立する相関的な権利」である[9]）。しかし，そのためには，裁判上，「比較」対象となる被用者が，実際にBRCA1変異を有していないことを証明しなければならない。人種差別や性差別の文脈と異なり，遺伝子

---

(8) 後掲注(14)参照。
(9) したがって，「平等権の問題とするためには，比較可能な第三者を措定し，自分に対する取扱いがその者に対する取扱いよりも劣ることを主張しなければならない」。小山剛『「憲法上の権利」の作法』（尚学社，2009年）108頁。

変異を有しているかどうかは見た目ではわからないからである（遺伝子差別の不可視性）。したがって，遺伝子差別の文脈において「差別的取扱い（disparate treatment）」を証明するためには，比較対象として他の被用者を巻き込み，場合によっては彼らから遺伝情報を収集しなければならないということになる。また，雇用者Yが以下のような抗弁を行う可能性もある。すなわち，「解雇されていない被用者は，確かにBRCA1変異を有していないが，結腸がんのリスクにかかわる遺伝子変異を有している。解雇されたXも，そうでない者も，ともに（遺伝子変異を有しているという点で）同じクラスのメンバーであり，したがって遺伝子変異に基づく差別とはいえない」という主張である。さらに，Xが「差別的インパクト（disparate impact charge）」論に依拠したとしても，遺伝子差別の文脈に固有の問題が生じる。差別的インパクト論においては，問題とされるYの雇用実践が「保護対象となるクラス（the protected class）」に統計学上重大なインパクトを与えていることを立証しなければならないが，遺伝子差別の文脈では，誰がこの「クラス」を構成するのかが不明確であるし，仮にこのクラスを同定できたとしても，必要な数の統計を集めるには多くの求職者または被用者にその遺伝的状況（genetic status）を質問する必要が出てくるからである[10]。

このように考えると，平等論的アプローチは，「差別」の存在を立証する困難性等によって，職場等における遺伝子差別を現実に防げないばかりか，「差別」を立証するために他の多くの者を遺伝子テストに巻き込むことによって，結果として職場等における遺伝子差別を助長・促進させる危険性すら有している（実際，GINAは「差別的インパクト」論を否定している[11]）。そうであるならば，キングやキムらが指摘するように，遺伝情報の差別的利用を未然に防ぐこと，すなわち情報の処理過程それ自体に着目する情報保護アプローチの検討と具現化がきわめて重要となってくるように思える。

もちろん，具体的にいかなる規制・ルールが妥当であるかは，そこで取扱われる「遺伝情報」の性質に強く依存している。次節Ⅲは，この点について検討を加えることにする。

---

[10] 詳細は，山本・前掲注（2）198-99頁参照。
[11] 山本＝一家・前掲注（1）245頁参照。

III 「遺伝情報」の性質と保護——遺伝子例外主義の射程

1 日本の情報プライバシー論

「遺伝情報」の性質を検討する前に，日本における情報プライバシー論の展開について簡単に確認しておきたい。

日本では，1964年の『宴のあと』事件東京地方裁判所判決が，プライバシー権のリーディング・ケースとされている[12]。同判決は，三島由紀夫の小説『宴のあと』が，そのモデルとなった者のプライバシーを侵害しているかどうかを争った事件で，「プライバシーの権利」を「私生活をみだりに公開されない法的保障ないし権利」と定義し，これを憲法に基礎づけられた権利であるとした。このような，「個人の私的領域に他者を無断で立ち入らせないという自由権的」な権利[13]は，同判決を契機に，憲法13条の幸福追求権を根拠として判例・学説で一応承認されることになったが，その後，こうしたプライバシー権の伝統的理解——「私生活秘匿権」としてのプライバシー権——が，その基底的な憲法価値を実効的に保護できるかどうかが問題となった。高度に発展した情報化社会においては，個人情報がデータベース上に集積され，それがコンピュータ・ネットワークを通じて瞬時に飛び回るため，いつ，どこで情報が漏洩・連結し，自己の私生活が暴露されるかわからないし，こうした「不確かさ」や漏洩・連結リスクそれ自体が個人を衰弱させ，その自律的生を脅かすことになるからである。

したがって，現在では，私生活の暴露による直接的なダメージを未然に防ぎ，情報の漏洩・連結リスクに基づく神経衰弱（vulnerability）から個人を保護するという観点から，プライバシーの権利を，単なる私生活秘匿権ではなく，「自己情報コントロール権」[14]として捉える見解が通説化している[15]。

---

[12] 東京地判昭和39年9月28日下民集15巻9号2317頁。
[13] 芦部信喜（高橋和之補訂）『憲法〔第4版〕』（岩波書店，2007年）118頁。
[14] かかる議論については，いうまでもなく佐藤幸治教授の見解が重要である。最近のものとして，佐藤幸治『現代国家と人権』（有斐閣，2008年）259頁以下参照。
[15] なお，自己情報コントロール権を，憲法上の「予防的ルール（prophylactic rule）」

この見解によれば，個人は，憲法13条に基づき，他者による情報の収集・保存・利用・第三者提供・開示——情報処理の全過程——をコントロールする権利を有することになる。そして，同見解によれば，情報のセンシティブ性が強ければ強いほど，それに対する個人のコントロール性が強く認められる。情報がセンシティブであればあるほど，漏洩・連結リスクに基づく神経衰弱の度合いや，行動に対する萎縮効果もまた大きくなるためである（連結可能性が認められる以上，氏名や住所のような単純情報に対するコントロール性も完全には否定されない）。また同説においては，かかる権利の趣旨をより実効的なものにするために，個人には，自己情報の閲覧・訂正・抹消を求める権利が認められるとされる（個人情報保護法参照）[16]。

さらに一歩進んで，アメリカでは，最近，情報プライバシー権を，自己情報のコントロールをより実効化するためのアーキテクチャを要求する権利として捉える見解が有力に展開されている[17]。情報化社会においては，データベース管理者と情報提供者との間に「力と知識（power and knowledge）」の不均衡が生じており，情報提供者は自己情報をコントロールしたくとも実際にそれができない「構造（structure）」ができあがっていると解したうえ，このような状況においては，自己情報のコントロールを現実的に可能ならしめるためのアーキテクチャ，あるいはこのコントロールを擬制しうるアーキテクチャ（第三者機関など）の整備がきわめて重要であると考えるのである。

と捉える見解として，山本龍彦「個人情報の保護」小山剛＝山本龍彦＝新井誠編『憲法のレシピ』（尚学社，2007年）28頁参照。また，プライバシー権の「事前の権利」性を詳細に検討した興味深い論稿として，中島徹「『事前の権利』」長谷部恭男＝中島徹編『憲法の理論を求めて』（日本評論社，2009年）221頁以下。

(16) ただし，この積極的側面については，法律による具体化を必要とするというのが通説的見解である。現在では，個人情報保護法が原則としてこれを保障するが，研究機関は同法の適用対象とされておらず（個人情報の保護に関する法律50条1項3号），この領域においては，後述するガイドラインがさしあたりその根拠とされていると考えるべきであろう。

(17) *See e.g.*, Paul M. Schwartz, *Internet Privacy and the State*, 32 CONN. L. REV. 815, 816 (2000); Julie E. Cohen, *Examined Lives: Informational Privacy and the Subject as Object*, 52 STAN. L. REV. 1373, 1435-37 (2000); DANIEL J. SOLOVE, THE DIGITAL PERSON 119-123 (2004); Neil M. Richards, *The Information Privacy Law Project*, 94 GEO. L. J. 1087, 1094-1101 (2006).

日本においてこのようなアプローチを正面から展開する議論は未だみられないが、今後検討すべき有益な示唆を多く含んでいるように思われる[18]。

2 「遺伝情報」の性質と保護

以上、日本における自己情報コントロール権説の展開を概観してきたが、問題は、このような考え方が、「遺伝情報」の保護にストレートに適用できるか、という点にある。そこで本款では、「遺伝情報」の性質について検討を加える。

(a) 遺伝情報類型化論

本稿はこれまで、平等論的アプローチの限界を指摘し、情報保護という (ex ante な) 視点から「遺伝情報の扱いをめぐるルール作り」を検討する必要性を論じた。そして、このルールを具体的に検討するためには、保護される「遺伝情報」の性質を考慮することが必要性であると述べたが、実はさらに、それに先立して行うべき前提的な問いというものが存在している。「遺伝情報」の類型化である。

かつてアナス (George J. Annas) が、「遺伝子プライバシーを保護したいと考える者にとって最も困難な仕事は、保護すべき遺伝情報とは何かを定義することである」と指摘したように、「遺伝情報」は本来的に多義的である[19]。広義の「遺伝情報」は、性別、血液型はもちろん、身長、虹彩、皮膚の色のような外見的特性から、通常の身体検査などで測定可能な視力、耳垢（乾性か湿性か）に関する情報までをその範疇に含むことになる。もちろん、このような多義性は、「遺伝情報」を「遺伝子型 (genotype) に関する情報」と限定的に捉えることによってある程度解消されうるが、遺伝子型に関する情報といっても、それがゲノム情報の一部として DNA 内部に（化学物質として）とどまっている段階と、シーケンサーによる配列決定や遺伝子テストを

---

(18) このようなアメリカの見解について若干の検討を加えるものに、山本・前掲注（3）158頁以下。批判的に紹介するものに、阪本昌成「プライバシーの権利と個人情報の保護」『国民主権と法の支配［下巻］』（成文堂、2008年）97頁以下。

(19) *See* George J. Annas, Leonard H. Glantz, and Patricia A. Roche, *Drafting the Genetic Privacy Act: Science, Policy, and Practical Consideration*, 23 J. L. MED. & EHICS 360, 361 (1995).

経て外部に表出された段階とで性質を異にするはずである。さらに，内なるゲノム情報をみても，タンパク質の合成と関連する「遺伝子領域」と，かつては「ジャンクDNA」とも呼ばれた「遺伝子外領域」が存在している（遺伝子外領域は，従来は生物学的に重要ないかなる情報も含まないと解されてきた）。この区別を踏まえれば，「遺伝子領域」の分析によって獲得された「遺伝情報」と，「遺伝子外領域」の分析によって獲得された「遺伝情報」（この情報は，「DNA型情報」などと呼ばれ，主に個人の同一性確認に用いられる）とを同様に位置づけることはできないであろう。また，いま述べたことと関連して，遺伝子領域内のエキソンとイントロンとの違いにも留意しておく必要がある。このようにみると，シルバー（Lee M.Silver）が指摘するように，自然科学的意味における「遺伝子概念（the concept of a genetic）」の多義性，あるいは遺伝子構造の複雑性が，人文・社会科学的意味における「遺伝情報」の多義性と密接に結びついているということになる[20]。

　以上のような分析を総合すると，広義の「遺伝情報」（遺伝的情報）は，大要，下の図のように分類できよう。

「遺伝情報」の類型化[21]

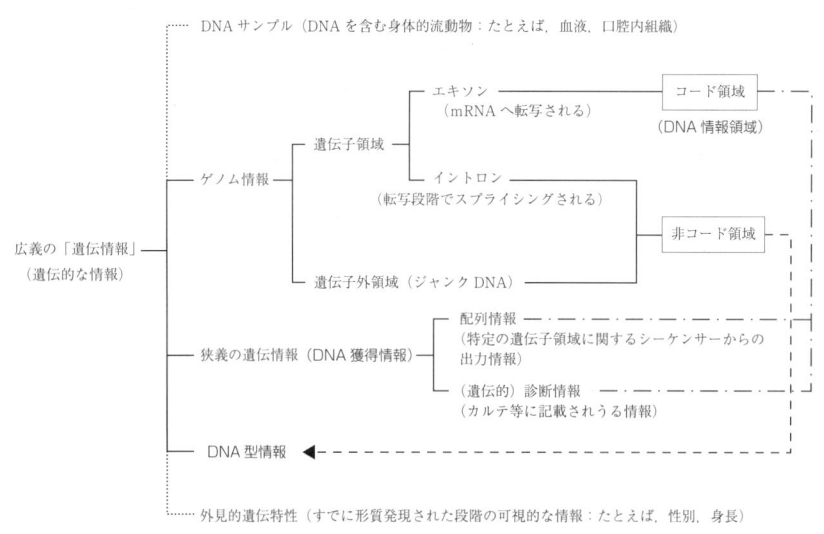

広義の「遺伝情報」（遺伝的な情報）
- DNAサンプル（DNAを含む身体的流出物：たとえば，血液，口腔内組織）
- ゲノム情報
  - 遺伝子領域
    - エキソン（mRNAへ転写される）── コード領域（DNA情報領域）
    - イントロン（転写段階でスプライシングされる）── 非コード領域
  - 遺伝子外領域（ジャンクDNA）── 非コード領域
- 狭義の遺伝情報（DNA獲得情報）
  - 配列情報（特定の遺伝子領域に関するシーケンサーからの出力情報）
  - （遺伝的）診断情報（カルテ等に記載されうる情報）
- DNA型情報 ◀
- 外見的遺伝特性（すでに形質発現された段階の可視的な情報：たとえば，性別，身長）

筆者は，このように分類される「遺伝（的）情報」のうち，「遺伝子プライバシー」なる議論領域のなかで論ずるべき「情報」は，①DNA情報領域，②DNA獲得情報（狭義の遺伝情報）[22]，③DNA型情報に限定されると考える。たとえば，DNAサンプル（試料）の法的位置づけは，そのなかにDNAを含むため，①の法的地位と密接に関連するが，基本的にはヒト由来物質をめぐる一連の議論に委ねるべきであろう。また，外見的遺伝特性については，基本的には平等保護に関する議論の守備範囲であるように思われる。もちろん，筆者のこうした分類については批判もあろうが，「遺伝情報」の本来的多義性に鑑みれば，「遺伝子プライバシー」を統一的に議論することはもとより不可能かつ不合理というべきであり，どのようなものであれ，「遺伝情報」の類型化は不可避であろうと思われる。

(b) 遺伝子例外主義の射程

　周知のように，アメリカでは，1990年代後半から，「遺伝子例外主義 (genetic exceptionalisim)」と呼ばれる考えの是非をめぐって，激しい論争が繰り広げられてきた。遺伝子例外主義とは，その名づけ親であるマーレイ (Thomas H. Murray) の定義を借りるならば，「遺伝情報は，特別な保護または例外的取扱いを受けるに値するほど他の医療情報とは異なる」とする理論であり[23]，ジーター (Jennifer S. Geetter) の定義を借りるならば，「遺伝情報は，その収集および伝播を管理する新たなルールを必要とするほどラディカルに，他の個人情報とは異なるとする理論」である[24]。このような考え

---

(20)　*See* Lee M. Silver, *The Meaning of Genes and "Genetic Rights"*, 40 JURIMETRICS J. 9-19 (1999).

(21)　山本・前掲注（2）53頁。

(22)　最近，筆者は，DNA獲得情報のなかにも，「GAGTCTATGGG……」のようなかたちで表記されるシーケンサー出力情報と，「○○はハンチントン病である」というようなかたちで表記される診断情報があり，両者を区別すべきではないかと考えている。前者はDNA情報領域より限定的であるが，これと似た性格を有しており，通常の個人情報と異なる取扱いが求められる場合があるように思われる。

(23)　Thomas H. Murray, *Genetic Exceptionalism and "Future Diaries": Is Genetic Information Different from Other Medical Information?*, in GENETIC SECRETS PROTECTING PRIVACY AND CONFIDENTIALITY IN THE GENETIC ERA 60, 61 (Mark A. Rothstein ed., 1997).

(24)　Jennifer S. Geetter, *Coding for Change: The Power of the Human Genome to*

によれば，遺伝情報は特殊であるがゆえに，その保護に関して新たな法理論の構築が必要とされる。

筆者は，すでに別の機会で明らかにしたように，「遺伝子例外主義」をめぐる議論のレトリカルな意義，議論誘発的機能を積極的に認めているが，他方でその限界も感じている[25]。なぜなら，遺伝子例外主義をめぐる議論は，「遺伝情報」は他の個人情報と本質的に「異なる／異ならない」という単純な二分法に陥りやすいからである。先述した「遺伝情報」の多義性を踏まえれば，まずは「遺伝情報」を分類し，かかる分類に基づいてその保護の程度を段階的・個別的に考察していくアプローチが妥当である。換言すれば，遺伝子例外主義の射程──果たしてどのレベルの「遺伝情報」について例外的な考えが妥当するか──を慎重に検討していくことが求められよう。

(c) 狭義の遺伝情報の性質と保護

そこで，まず狭義の遺伝情報（ここでは，カルテ等に記載されうる診断情報を意味する）の性質についてみていきたい。

このレベルの遺伝情報についてその独自性や特殊性を主張する論者は，主として，①未来予見可能性，②血縁者間共有性，③スティグマとの関連性の3つを挙げることが多い。ただ，このような独自性の根拠に対しては，①遺伝情報の有する予測力の限界と，予測力を有する他の一般的医療情報（無症候性のB型肝炎に関する情報など）の存在，②結核や性病に関する情報など，血縁者（家族）間共有性を有する他の一般的医療情報の存在，③結核やハンセン病などの伝染病・感染症も歴史上スティグマ化と深く関連してきたという事実から，批判も強い。

たとえば，ジン（Brian R. Gin）は，代表的な遺伝性疾患であるハンチントン病と，ウイルス性の感染症であるHIVとを詳細に比較・検討し，両者が，①診断の時点では何の症状もなく，患者は何年もの間健康な状態を享受すること，②発症の時期が不確実であること，③発症すれば一定期間で死に至ること，④高い確率で子どもにも伝達されること，⑤したがって患者は（発症前であっても）リプロダクションを制限されうること，⑥歴史上，差別やス

Transform the American Health Insurance System, 28 AM. J. & MED. 1, 56-57 (2002).
(25) 山本・前掲注（2）35頁以下参照。

ティグマ化と関連してきたことなど、きわめて多くの類似点を有していることを明らかにした(26)。このような両者の類似性を踏まえれば、ハンチントン病に関する遺伝情報と、HIV 感染の医学的テストによって獲得された医療情報とを質的に (qualitatively) 区別することは困難であるように思える。

以上のようにみると、遺伝子テストによって獲得された後の狭義の遺伝情報が、自己情報コントロール権が対象とする情報のなかでも基本的に「高度にコンフィデンシャルな性質の情報」に位置づけられるのは疑い得ないとしても、一般的医療情報と本質的に区別できるほど特殊なものであるかについては、なお議論の余地がある。たしかに、遺伝情報の血縁者間共有性は、血縁者に情報提供者本人の遺伝情報に対するコントロールをどの程度認めるか、という難問を提起するが、原則としては、他のセンシティブな医療情報と同様の位置づけで足りるように思える。したがって、このレベルの「遺伝情報」については、自己情報コントロール権の趣旨を生かしつつ、ゴスティン (Lawrence O. Gostin) の主張するように、医療情報保護全体の底上げや、それに見合ったアーキテクチャの構築を模索していくべきであろう(27)。

もっとも、DNA 獲得情報のなかでも、シーケンサーから出力された特定領域の配列情報については、後の解析や科学的発展によって複数の意味を持ちうること、ユニークな SNIP（一塩基多型）が含まれている場合には究極的には匿名化され得ないことなどから、つぎに述べる DNA 情報領域と類似した性質を有すると考えるべき場合がある。

(d) DNA 情報領域の性質と保護

エキソン領域の総体として観念される DNA 情報領域は、G、A、T、C という 4 つの塩基の気の遠くなるような羅列にすぎず、科学的にみれば「情報」というより単なる「物質」＝「モノ」であり、通常はヒト由来物質をめぐる議論のなかに吸収される対象なのかもしれない。しかし、しばしば指摘されるように、4 塩基の組合せは、コンピュータにおける 0 と 1 のデジタル信号と驚くほど似ており(28)、それ自体が「情報」としての性格を強く有し

---

(26) See Brian R. Gin, *Genetic Discrimination: Huntington's Disease and the Americans with Disabilities Act*, 97 COLUM. L. REV. 1406, 1423, 1427 (1998).

(27) See Lawrence O. Gostin, *Genetic Privacy*, 23 J.L. MED. & ETHICS 320, 326 (1995).

(28) 藤原静雄「個人データの保護」『情報と法』（岩波書店、1997 年）205 頁参照。

ている(29)。また、コンピュータ内（in silico）で行われる生物学的実験（バイオインフォマティクス）——DNA情報領域を記号化したうえで行われるコンピュータ上の「遺伝子テスト」——の発展を踏まえれば、むしろ、この即デジタル化可能なDNA情報領域それ自体を、「モノ」ではなく「情報」として積極的に主題化していくことが重要になるであろう。

では、遺伝子テストによって獲得された後の狭義の遺伝情報とは別個に観念される、この「DNA情報領域」は、果たしていかなる性質を有する「情報」なのであろうか。結論を先に述べるならば、筆者は、DNA情報領域は、①余剰縮減による訂正不可能性、②身体との関連性、③コントロール不可能性、④血縁者間共有性を有しているがゆえに、従来の個人情報と本質的に異なる、と考えている(30)。

まず、自己情報コントロール権が前提としてきた従来の情報とは、あくまでも、その人の全体を構成する「断片的個人情報」であった(31)。言い換えれば、「私自身」と「私に関する情報（記述）」との間には必然的なギャップ——記述に還元できない余剰——があり、かかる情報がつくりだした「イメージ（記述群）」についても、常に訂正可能性が残されていた（情報によって仮構された「私」に対して、「それは本当の私ではない！」と主張できた。余剰に基づく訂正可能性）。これに対して、遺伝子決定論にすぎるとの批判もあろうが、「個」の「原材料（raw material）」たるDNA情報領域（「私」について書かれたもの＝écriture）は、「私」とイコールではないにしても、個人的アイデンティティの根本として、「私」との直接性を有しているように思われる。す

---

(29) なお、東浩紀氏は、「情報」という言葉が、「メッセージとその構成要素もともに意味する」という点を強調している。「私たちは日常的に、010101……と二進法で与えられるデータも、そのデータを復号化して得られたメッセージもともに『情報』と呼んでいる」というわけである。東浩紀「情報の二つの意味」同『文学環境論集　東浩紀コレクションL（essays）』（講談社、2007年）201-204頁参照。この点で、G, A, T, Cという4つの記号で構成される内なるゲノム情報（ゲノム・データ）を「情報」と呼ぶことも許されるであろう。本文でも述べるように、むしろこの段階のものを「情報」として積極的に把握し、その位置づけを法的に検討することこそが重要なのではないかと思う。

(30) 詳細は、山本・前掲注（2）70頁以下を参照されたい。

(31) 阪本昌成『プライヴァシー権論』（日本評論社、1986年）11頁参照。

なわち,「私のDNA情報領域」と「私」との間の距離は,訂正不可能など切り詰められているように思われるのである。これは,「『私』とは言い尽くせない存在である」との反記述説（Saul A. Kripke）を前提とする,私の「脱構築（déconstruction）」を否定するものであり,問題である。

第二に,これまでの情報は,身体的拘束を破り,空間を超えて身体を仮構するところにその特徴があった。これに対し,DNA情報領域は,身体との密接な関連性を有している。詳細は割愛せざるを得ないが,DNA情報領域への介入はphysicalな介入とみなしうるし,DNA情報領域の改変は,身体の改変や加工とダイレクトに結びつく（遺伝子治療を考えてみよ）。

第三に,これまでの情報は,情報主体者としての個人が,客体としての情報をコントロールできることを前提としていた。これに対し,DNA情報領域は,①遺伝的メカニズムを通じて逆に個人（の行為）をコントロールしているという側面がなくはないこと,②本人でさえも知りえない情報を含んでいること（未知性）から,本人によるコントロールがそもそも困難な「情報」と解することができる。

第四に,これまでの情報は,私のものであるからこそ,それを排他的・主体的にコントロールする権利が個人に認められた。これに対して,DNA情報領域は,血縁者間共有性を有するために（この共有性は,狭義の遺伝情報の段階で認められるものよりも強固なものである）,水平的家族,垂直的家族（子孫）に対する責任を内在していると考えることができる[32]。

以上,DNA情報領域の独自性について概観してきたが,つぎに問題となるのは,われわれはこのようなDNA情報領域に対していかなる権利を有するか,である。これも別の機会に詳述したように,筆者は,この権利は逆説的（paradoxical）なものであると考えている。先述した余剰縮減による訂正不可能性から,DNA情報領域は他の個人情報にはみられない超越的機微性を有していると考えられ,この結果,少なくとも本人の同意のない限り,い

---

[32] See Eric T. Juengst, *Face Facts; Why Human Genetis Will Always Provoke Bioethics?*, 32 J.L.MED. & ETHICS 267, 270-71 (2004). ユングストは,個人は,自己のDNA情報領域について,個人とその家族メンバーを結びつける「関係的責任（relational responsibility）」を負うことになると指摘している。なお,「所有」との関係はここでは触れない。

かなる場合でも他者によって当該領域に介入・侵入されない絶対的自由が保障されるべきであると解される（DNA情報領域の絶対不可侵性）。他方，コントロール不可能性，血縁者間共有性に基づく責任内在性から，個人は自らのDNA情報領域を積極的・主体的に開くことができないと解するべきである（「閉じる自由はあるが開ける自由はない」）。その意味で，自己のDNA情報領域に対して個人に認められる権利は，近年の自己情報コントロール権よりも，もっぱら「隠し通すためのもの」と理解されたかつての「領域プライバシー」に近い絶対的秘匿権である（あるいは，絶対的秘匿権にすぎない）と考えられる。

このように考える帰結として，他者が，遺伝子テストを強制したり，同意なく遺伝子テストを実施することは憲法上絶対に許されるべきではない。その一方で，遺伝子テストの実施につき遺伝カウンセリングの受診を義務づけたり，テスト実施までに一定の待機期間を設けるなど，個人の独断による遺伝子テスト等を法的に規制することが許容ないし要請される場合がある[33]。また，コンピュータ等に保存・登録されたDNA情報領域（ゲノム情報）を公開したり提供したりする権利が，当然に個人に認められると解することもできない[34]。

Ⅳ　検　討

以上，本稿は，アメリカの議論を参照しながら，「日本における遺伝情報の扱いをめぐるルール作り」のための基礎的論点を検討してきた。最後に，このことを踏まえて，既存のルールが抱える課題について若干触れておきたい。

---

[33]　後者の点は，アレンの「プライバシー強制（coercing privacy）」の理論によっても補強される。アレンは，ポスト・モダン社会においてリベラルな平等主義的社会（liberal egalitarian society）を実現するためには，むしろプライバシーの強制が一定程度必要であると説く。*See* Anita L. Allen, *Coercing Privacy*, 40 WM. & MARY L. REV. 723 (1999).

[34]　詳細は，山本龍彦「遺伝子プライバシー論」憲法理論研究会編『憲法学の最先端』（敬文堂，2009年）47頁参照。

先述のように，日本では，遺伝情報の取扱いを特別に規制する法律は未だ存在しておらず，ガイドライン等がこれを規制しているにとどまる。医事法領域における遺伝情報取扱い規制に関して軸となるガイドラインは，内閣府・科学技術会議生命倫理委員会がまとめた「ヒトゲノム研究に関する基本原則」(2000年) をより具体化させた，①文部科学省・厚生労働省・経済産業省の3省による「ヒトゲノム・遺伝子解析研究に関する倫理指針」(2001年，2004年全部改正，2005年一部改正。いわゆる「三省指針」) と，②遺伝医学関連10学会による「遺伝学的検査に関するガイドライン」(2003年。いわゆる「十学会ガイドライン」) であろう[35]。①は遺伝子解析「研究」を対象にし，②は「診療」(臨床検査) の場面を対象にしたものである。

　筆者は，これらのガイドラインを概ね積極的に評価している。たとえば①，②とも，DNA情報領域の特殊性を踏まえてか，遺伝子テストを行うに当たり，通常の医学的テストの場合よりも厳格な説明責任を実施者側に課している。とくに②は，「遺伝学的検査 (genetic testing) は，十分な遺伝カウンセリングを行った後に実施する」と規定し，結果内容の未知性等に由来する本人や血縁者への影響を無視した本人による独断的な遺伝子テストを抑止している。また，②は，試料は原則として当該検査目的以外の目的に使用してはならないとし，別目的の検査を行うには別途本人のインフォームド・コンセントを得ることを要求している[36]。この点は，絶対的秘匿権の趣旨と相通ずるものがある。さらに，遺伝子テストによって獲得された狭義の遺伝情報の取扱いについても，たとえば①は，個人情報管理者の設置や安全管理のためのアーキテクチャの構築を求め，また血縁者開示についても倫理委員会を巻き込んだ慎重な判断を要求している。

　ただ，このような現行の規制枠組みに問題がないわけではない。たとえば，①，②ともインフォームド・コンセントの例外を許容しているが，DNA情報領域を「閉じる」絶対的自由が本人に認められると解する限り，妥当では

---

(35)　もちろん，本文に挙げたもの以外にも実に数多くのガイドラインが存在している。これらについては，前掲注 (5) の各論考を参照されたい。

(36)　同意のある遺伝子テストによって獲得されたDNA獲得情報の目的外利用については，また異なる考慮が必要である。DNA情報領域の「目的外検査」と，DNA獲得情報の「目的外利用」は，区別して考えなければならない。

ない。本人の同意を欠くDNA情報領域への立ち入りは，いかなる場合でも許されるべきではないであろう（DNA情報領域がデジタル化されている場合も含む）。逆に，①，②とも，DNA情報領域を「開ける」自由の限界に関して，踏み込んだ検討がなされていない。たとえば，両ガイドラインとも，遺伝子テストが本人の「自由意思」によってなされる旨を規定しているが，DNA情報領域を「開ける」完全な自由がそもそも本人に認められないと解する以上，遺伝カウンセリングの義務化や特定血縁者との Shared Decision-Making の制度化[37]など，個人の判断に一定の負荷をかけることが求められるように思える。また，①が，DNA情報領域ないしこれと類似したDNA配列情報に対する本人の開示請求権を原則として認めていることも問題である（もちろん例外を許容する①第3.11参照）。先述のように，これらの段階の「遺伝情報」に対して当然に認められるのは絶対的秘匿権であり，これら情報に対するコントロールが本人またはその家族に当然に認められるわけではないからである。

　しかし，より根本的な問題は，それがすべて「ガイドライン」に委ねられているという点であろう。現状のガイドラインは，「研究」と「診療」など，基本的に個別分野ごとに制定されているが，「研究」と「診療」の区別は流動的・相対的であり，問題は，多くの場合，各領域の隙間で起こる。個別具体的な対処法は各ガイドラインに委ねるべきとしても，各領域の関係を規定または調整し，いま述べた隙間を埋めるような包括的立法（基本法）が要求されよう。また，医事法領域において，プロフェッショナリズムへの敬譲（deference）は忘れてはならないポイントである[38]が（狭義の遺伝情報の血縁者開示の問題など，専門的意見を必要とする問題については，原則として専門家の判断を尊重すべきである。この点で，①が倫理委員会の役割を重視していることの

---

(37)　共同意思決定については，手嶋豊「医療をめぐる意思決定と法」樫村志郎編『規整と自律』（法律文化社，2007年）188頁以下参照。

(38)　問題の所在について，山本龍彦「生殖補助医療と憲法13条」法律時報81巻11号（2009年）103頁参照。個人情報保護法における研究機関の適用除外（前掲注(16)参照）は，研究領域における個人情報保護の詳細に関する決定を，専門職集団その他によるガイドラインに委ねたという，ある種の委任規定として読める。この点で，「遺伝情報」の取扱いをめぐるルールの策定権限は，研究領域においては，まずは専門職集団にあると解すべきである。特別法の役割は，やはり限定的なものといわざるを得ない。

とは評価できる），この敬譲は，専門職集団が適正に機能してはじめて認められるものである。以上の点から，DNA情報領域の特殊性，それに対する絶対的秘匿権（不可侵性），DNA情報領域への無断侵入に対する罰則，遺伝カウンセリングの位置づけなどの基本事項や，一定の手続的事項——専門職集団に対する行政的モニタリングのあり方[39]やガイドライン策定の「民主的」プロセス[40]など——を立法上明記することが重要であるように思われる。

　筆者は，このように，遺伝情報の取扱いは法律とガイドラインとの協働的関係によって規律されるべきであると考えている。ただ，その具体的な制度設計を行うに当たっては，まず，本来的に多義的な「遺伝情報」を分類し，その性質を慎重に検討することが不可欠である。最後に改めてこの点を確認し，擱筆することにしたい。

---

(39)　立法は倫理委員会の地位をより明確にし，その判断の重要性を保証すべきである。しかし，このことによって倫理委員会の重要性が高まれば，それだけ倫理委員会の構成や手続の適切さに関するモニタリングが必要となる。今後議論を深めるべき課題である。
(40)　国家が，専門職集団等によるガイドライン策定への「市民参加」をどのように担保するのかも重要な問題である。この点については，中山茂樹「科学技術と民主主義」『国民主権と法の支配［上巻］』（成文堂，2008年）79頁以下，山本・前掲注(37)103頁参照。

10　人体組織・遺伝情報の利用に起因する紛争等の処理のための法的枠組みについて

手　嶋　　豊

- I 序
- II 人体組織の取得にかかわる法的問題
- III 遺伝学的検査にかかわる法的問題
- IV 遺伝関連疾患への日本社会の態度──医療と差別の問題への対応の歴史
- V 法的問題に対して考えられる法的アプローチ

I 序

　本報告は，人体組織及び遺伝情報の収集と利用に起因する紛争とその法的処理の問題に端を発して，これを適確に処理するための法的枠組みはいかなるものであるべきか，を検討するものである。

　人体組織と遺伝情報に関する法的問題の重点部分は，前者が主に研究と知的財産権の問題に関係するのに対して，後者は個人の尊厳，平等の問題が中心となるという点で，まったく別物という側面もある。しかしながら例えば，医療関係者が，無断で取得したある人物の人体組織の遺伝情報を解析し，その結果をもととして何らかの目的に用いるといった場面を想定するならば，実は上記の二つの局面の法律問題は，実際社会では相互に関連しあいうる事態が発生することが十分に考えられるため，本報告では，両者を併せて検討することとする。

　その具体的内容は，遺伝情報の取扱いをめぐる法的問題それ自体は，新しく医療の現場において現れてきた現象ではあるが，その根底には，古くから医療に存在する問題と共通するものがあることを指摘し，現在の民事法がこれに対して提供しうる解決手法は必ずしも解決策としては十分ではないこと，そのような不十分さがある中で，望ましい法のあり方はどのようなものかについて，私見を述べるという順序による。

II 人体組織の取得にかかわる法的問題

　医療の現場では，手術によって切除された人体組織などは，感染も懸念される危険な医療廃棄物として，やっかいな存在でしかなかった時期が長く続いてきた。しかし今日，その様相は大きな変化が生じており，人体組織は，様々な意味で，重要な存在，場合によっては金銭的な面からも貴重なものと見られる機会が増えてきている。

　医療現場で人体組織が取得されるのは，①研究目的，②臓器移植目的，③消費目的，すなわち，人体の交換部品，材料（たんぱく質誘導のため）に用いる，あるいは，④生殖補助医療のドナーとしての提供，等，多様な目的が

そこには存在することが考えられる[1]。これらの取得を適法化させるための仕組みとしては，日本には，死体解剖保存法[2]，臓器移植に関する法律[3]があるほか，私法上も，患者へのインフォームドコンセントを基本として切り離された人体組織の所有権を放棄させるという方策がある。また，研究に関しては，当該研究に特化した形での倫理指針が存在し，それによれば，患者・提供者に対して適確にインフォームド・コンセントを行い，書面による同意を得ること，こうして得られた人体組織を遺伝子解析する場合には，さらに十分な説明を行うべきこと等が定められている[4]。

医療における実際の場面では，そうした各種規範を遵守した運用がなされているものと推測されるが，これらにより定められた法的・倫理的手続きを軽視し，人体組織を，患者や被験者から無断で取得するということが起こった場合，そこではいくつかの法的問題が生じる。

まず，人体組織を無断で取得することは，人体組織に対する所有権の侵害となる可能性がある。人体組織は，ヒトの一部である限りそれは所有権の対象とはならないが，それが人体から切り離されたときには，日本法の解釈では，組織が，人体から切り離され分離された以上，それは物としてこれに対する所有権が成立するとし，公衆衛生その他の理由から，自由な処分が制限されるに過ぎない，というのが多数を占める考え方である[5]。また，ムーア事件[6]で取られたようなインフォームド・コンセント取得義務違反，手術の必要性についての裁量権濫用といった構成は，日本法でも可能である。

---

(1) 手嶋豊・医事法入門（第2版）139頁（2008）。
(2) 昭和24年法律第204号。同法17条など。
(3) 平成9年法律第104号。同法6条など。
(4) 疫学研究に関する倫理指針，臨床研究に関する倫理指針など。
(5) このことに言及するものとして，たとえば，内田貴『民法Ⅰ（第三版）』352頁（2005）。
(6) Moore v. Regents of the University of California, 793 P.2d 479 (Cal.1990). もっとも，日本法において医師が患者に対して治療の実施に先立って説明すべき項目の中に，切除されたヒト組織の処分に関わる情報を提供すべきという議論はなされていない。治療に携わる医師が患者に提供すべき情報は，基本的に疾患の治療・予後・その治療を実施しない場合に予見されうる患者の状態等が中心であり，治療後の組織の処分の問題や，医師の治療方針決定に関する経済的動機付けの開示といった問題は含まれていないのが現在の説明義務論の到達点である。

さらに，被切除者からすれば，切り取られた人体組織の価値を知らずに，錯誤に基づいて所有権を放棄したという説明も可能であろう。

こうした請求に対して，医療側は，たとえば，手術が患者にとって絶対的に必要であり，切り取られた人体組織を患者が単独で所持していても，そこからは何の経済的価値も生み出されないこと，切り取られた人体組織がどのように処分されるかについて多くの患者は関心を持たず利害関係がないこと，などを反論として用意するであろう。さらに，当該人体組織が貴重なものであり，人類にとって重要なものを生み出す可能性がある場合，資源としての希少性といったことも，私的所有を認めない，あるいは制限される，といった議論につなげることも可能であるかも知れない。

日本でも，ヒト組織の切除とその帰属等をめぐって，いくつかの事例が訴訟となっており[7]，医療機関が死亡した患者から取得した組織を，研究目的で保存したことの是非等が問題とされたことがある。これらの事件では，論点は多少異なるものの，遺族の有する，死者に対する感情に，医師が十分に配慮しなかったことが主たる争点であり，慰謝料が認められたものがある。こうした前例の存在は，この種の問題が日本でも争われることを示すものとして興味深いものではあり，あるいは，この種の問題であるからこそ日本では争われていると評価することも可能である。しかしながら，医療現場で取得された人体組織の知的財産性が問題とされたなどというものではなく，今後，遺伝子解析等の広範な臨床応用に伴って問題となる可能性のある事案との類似性は，それほど多くないように考えられる。

III 遺伝学的検査にかかわる法的問題

次に，遺伝学的検査について検討する。日本では，遺伝学的検査についての法的規制は存在せず，インフォームド・コンセントを中心とする，専門家集団による指針[8]，及び，行政官庁合同による倫理指針[9]がその行動規範

---

(7) 東京地判平成 12 年 11 月 24 日判時 1738 号 80 頁，東京地判平成 14 年 8 月 30 日判時 1797 号 68 頁，及び福岡高宮崎支判平成 12 年 2 月 1 日判タ 1045 号 240 頁。
(8) 遺伝医学関連学会「遺伝学的検査に関するガイドライン」(2003)。
(9) 厚生労働省，文部科学省，経済産業省「ヒトゲノム・遺伝子解析研究に関する倫理

となっているのが現状である。

　取得される情報が遺伝に関するものであることの特殊性として，将来を予測することがある程度可能である情報であること，遺伝情報は本人のみならずその血縁者まで及ぶ問題でありその処分や情報解析を許可できる者は誰とすべきか等が問題となる。また，患者・被験者が子どもであるとき，親の決定は子の将来にも及ぶことになるが，それも許されるのか，こうした情報は子どもにいつ伝えられるべきか，出生前診断の是非，重大性が将来わかる可能性なども問題となりうる。

　遺伝情報に関連する倫理的・法的側面の議論としては以下の三点が重要であるように思われる。第一に，遺伝情報のプライバシーをどのように守るか，遺伝情報を理由とする差別的処遇の可能性をどのように排除するか，である。第二に，遺伝情報をもととして身体に対する人為的介入可能性の拡大をどこまで認めるか，という問題がある。現在は健康にみえる身体に対して，健康な臓器を予防的に摘出することが治療として許されるかどうか，特に本人が同意や希望している以上は可能なのか，が検討される。ここでは個人の自由の選択の限界はどこまでか，が問題となる。もっとも，強制治療の可能性もなくはない。第三に，特に治療法のない遺伝性疾患に対して，知る権利・知らないでいる権利をどのように保障するか，という問題である。検査実施の可否，告知の方法，影響が懸念される血縁者のどこまで知らせる必要があるかという問題，さらに手続きの問題としてしばしば提案されるカウンセリングがそれだけで十分なのか，カウンセリングで何ができるか，も問題となろう。

　これらの問題群が，法律問題となるのは，以下のような場合である。最も単純な形として想定できるのは，遺伝情報の無断解析・漏えいである。これはその情報がどの程度重要であるかどうかについて若干の検討の余地はあるものの，守秘義務違反・プライバシー侵害として考えられ，その漏洩は，民事上も過失と扱われよう。また，システム上の情報管理制度自体の欠陥ということで不法行為責任を負担することも，ありうるであろう。

　問題とされた遺伝情報が不正確であったため，その情報に基づいた事後の

指針」。

対応を誤ったという場合も考えられる。日本では，遺伝性疾患の因子を有する両親が第二子を妊娠すべきかどうかについて，誤った情報を提供されその結果，その疾患を有する子が出生したとして，医師に対して賠償請求を行った事例があり，賠償が認められている(10)。

他方，遺伝因子を理由として生命保険金の支払いを拒否した事案がある(11)。これについて，地裁段階では，原告の請求を棄却したのに対して，高裁は保険会社の信義則違反を認めて，保険金の支払い請求を肯定するなど，同一の事実関係においても，裁判所の判断が分かれたことが特徴的である。

このように，人体組織をめぐる法的紛争，遺伝情報をめぐる法的紛争が，日本においても徐々に現れるようになっている。

医学の進歩により新たな問題が発生することは今後も連綿と続くことが予想されるが，これらは，医療において新技術が出現すること，特にバイオ技術の実用化によって社会との軋轢が初めて発生するものであって，従って，これまで遺伝に関連して大きな問題が生じたということは余りなかったのではないかと考えがちである。しかしながら，日本では従来より，遺伝に対して，独特な社会的に負の態度がとられてきたという歴史がある。次にこの点を紹介する。

Ⅳ 遺伝関連疾患への日本社会の態度
——医療と差別の問題への対応の歴史

遺伝子に対する何らかの欠損が原因で発生する疾患は，逆に言えば，その欠損がなければ当該疾患は発病しないということである。そこで，その欠損状態が，直ちに何らかの症状として現れるもので，現にその症状が現れていないということであれば，その人は，将来的にもその疾患に罹患する可能性はないことになる。これは，遺伝特質がいわば「人ごと」として扱われることであり，自分を完全な第三者的立場から自由に発言することを可能にする

---

(10) 東京地判平成15年4月25日判時1832号141頁，東京高判平成17年1月27日判時1953号132頁。
(11) 神戸地判平成15年6月18日金判1198号55頁，大阪高判平成16年5月27日金判1198号48頁。

ことであって，ときにそうした立場からの発言や行動が，疾患をもつ人々を苦しめることにつながらないとも限らない。他方，今後問題になるであろう遺伝性疾患は，単独の遺伝子ではなく，多因子が絡み合って発現する疾患であり，そうした複雑なものについては，現在発病していなくても，新たに遺伝関連とわかることが出てくることもあると考えられる。そこでは，社会構成員の誰もに起こりうる問題と再認識する必要があり，この問題の広がりは，全ての人々にとって関連する可能性がある。

　新しい医療技術が利用され，あるいは医学的知見が広まるようになると，その負の側面を可能な限り抑制することが求められるが，その際に最も重要なのは，最前線で仕事する医療関係者の人々ひとりひとりの自覚であることは言うまでもない。そうした処理で，多くの問題発生が未然に防がれ，大過なくやってきたという側面はあろう。しかし他方で，不適切な対応も少なからず存在していた。日本では，遺伝に関して，残念ながら，反省が必要な問題がある。

　世界的には余り知られていない問題であると思われるが，日本では，色覚異常（色の見え方における少数派）に対する根強い差別が存在していた。これは主に，赤と緑の区別が困難な人々，人口比にして約5％の人を，学齢期の生徒への強制的な色覚検査によって発見し，その社会参加の機会を事実上制限するということが，社会的に半ば公然と行われていたという事実がある。その詳細と撤廃の歴史については，すでに多くの文献が存在するが[12]，国家資格の多くにおいて色覚異常は何ら問題とされていなかったにもかかわらず，大学の入学資格において，受験者の色覚を問題とすることが1993年まで続いていた。この色覚異常の問題は，臨床医・色覚異常の当事者らが声を上げることでようやく社会的に認知されるようになったが，この色覚検査の廃止にあたって，文部科学省は，1994年に1回だけに減らし，2003年に全廃という，二段階を経なければならなかった。その廃止の議論の過程では，色覚異常者の広い職種への就労が社会に危険を及ぼす可能性が強調され，また，色覚異常であることを知らないでいることが本人にとって不幸になる可

---

[12]　高柳泰世『つくられた障害「色盲」』（朝日新聞社，1996年），日本色覚差別撤廃の会編『色覚異常は障害ではない』（高文研，1996年）。本報告は，これらの文献に大きく依拠している。

能性があること，人権・差別・インフォームド・コンセントなど，「今をときめく巧言を羅列して」との発言が，専門家からなされた経緯がある[13]。矯正方法のない，色覚異常という，場合によっては弱点になりうる事情，適性を知ることは，ある職業を選択しようとする者には必要な場合もあるが，それを広く学童に対して強制的な検査によって発見する以外の方策を示すことなく，将来の可能性を限られたものと誘導することは，明らかに社会性と配慮を欠いた対応と評価せざるをえない。

　医学をはじめとする自然科学分野においては，専門領域が非常に細分化しており，自己の研究の意義を，研究者自身がそれぞれ強調せざるを得ない。その際に，危険性の強調と，関係者（患者）を排除・弱体化するためのレトリックが駆使され，不必要最大限のパターナリズムが主張される可能性と誘惑は，常につきまとうものである。色覚異常の問題では，色覚の違いが発見された後に，医療者の対応策は基本的に存在しなかったために，そうした対応がとられたのではないかという印象を受けずにはいられない。色の見え方が多数と異なる人々が，どのようにすれば職業生活や社会でトラブルなく共存してゆけるのか，色覚の違いを補うべき方策として，医学・医療は何を社会に提案できるか，についての活動は，極めて低調であったようである。これは，問題を抱える人々を排除する方が，社会的に費用がかからないという，かつて経済的に貧弱であった日本社会全体の事情も影響していた可能性もある。

　近時，日本でもようやく，ユニバーサルデザインなどの配慮が，社会全体のコンセンサスを得るようになってきており，色覚異常についてもそうした努力が展開されつつある。しかしそこに至るまでに，そうした共生（ともに生きること）に必ずしも大きな意義を見出さなかった人々が，自己の研究の意義を否定されることに対して強い反応を示したが，他方でそうした反応の背景に，医学的知識を駆使して，いわば人の等級付けともいうべき行動を続けてきたことの問題性・危険性をどれほど自覚していたのか，大いに疑問なしとしない。研究それ自体の自己否定は，その研究を行っている研究者自身には困難であり，それを期待することも難しいということの一例が，ここか

---

(13)　日本色覚差別撤廃の会編・前掲書192頁参照。

ら明らかにされているように思われる[14]。

色覚異常の例は，医療関係者は患者の利益を第一に考えるものであり，その行動は患者に対して生じるあらゆる様々な社会的不利益を防ぐために最大限の努力を払うものであると期待し，それに全幅の信頼を置くことに対して，それはときに非常なリスクがある，ということを示している。そして，日本においてこのような過去が存在することは，今後，遺伝情報の取扱い等の，複雑な問題への法的なアプローチを考える上でも，参考になるものを含んでいると考えられる。

V 法的問題に対して考えられる法的アプローチ

以下では，上記のような様々な課題を有する問題について，その法的アプローチのあり方を検討することとしたい。まず，侵害される可能性のある利益の重大性，過去の実績に鑑みれば，専門家集団の倫理的規律のみに任せるのは，利益保護の形態として不十分なことも少なくなく，法による対応が原則として必要である，と考えるべきである。確かに，医療関係者，とくにこの領域の研究者の意識は高いものがあり，倫理的対応で十分であるという理解もあり得る。しかしながら，遺伝情報の問題は，医学的な知識抜きにはそもそも十分な議論すらできないものである。また，医療関係者が中心となる当事者であり，新しい問題であるゆえに手探りの状況も少なくなく，医療の現場の既成事実がまだできあがっていない状況であって，対応策を統一しやすい現在こそ，将来のためにも，禍根を残さない法的対応を真剣に検討すべきである。さらに言えば，この問題は人類一般にかかわる問題であって，一国だけが規制しても不十分であろう。地球レベルで考えてゆく必要がある問

---

(14) 日本のハンセン病対策についても，類似の状況を見ることができる。そこでは，ハンセン病の危険性が殆どないにもかかわらず，患者の危険性が強調され，非人道的ともいえる立法対応が国家レベルで行われ，1995年4月の学会見解の公表・1996年の「らい予防法」廃止に至るまで，その不適切な対応は続けられた。この問題を好ましくないと考える人々は，医学関係者の中で少なくなかったと思われるが，結局，長期間にわたって，人生を狂わされた人々が存在し，それを正すために多大な時間を要したことは周知のことである。なお，熊本地判平成13年5月11日判時1748号30頁も参照。

題である。

　それでは，遺伝医療のような，新しい医学を導入してゆくに際しての制度設計の視点として，いかなる法的アプローチを採用すべきであろうか。これまでの事例の紹介からもある程度想像ができるが，民事法は一般的に，医療と法の問題を扱う上で有効なツールであると解されているが，この問題を処理するに当たって適切なツールたりえるか，について大きな疑問がある側面も否定できない。民事法は，生じた損害を回復することが主眼であるが，この種の問題は，単なる損害賠償では，損害の算定・立証が困難であり，被害者が失われたと感じる利益の回復を十分には期待できない。さらに，関係者も血縁者全体に及ぶことを考慮に入れれば，具体的個人同士の公平な損失の分担という民事法の処理枠組み自体，事案の性質に適合的とはいえない。また，侵害される利益の性質上，訴訟の場で争うことによる問題の深刻化・拡大化が懸念される。さらに，差別などの問題は，微妙な形で問題が発生するものであり，差別の主体を絞りきることも困難で，ここでも，加害者―被害者という閉じた世界の当事者双方が向かい合う民事訴訟という制度枠組みでは十分な救済が与えられない可能性も小さくない。繰り返すが，侵害予防こそが必要かつ重要な問題である。

　他方，刑事法での解決は抑制過剰になりうるのであり，そもそも刑事責任は医療の現場ではその発動は慎重であるべきであって，その存在が科学発展の障碍にならないように考える必要がある。それでも，刑事処分という「劇薬」をもって対応しなければならない場面もなくはないものと思われるが，それが原則であってはならないことは，上記の理由より明らかであろう。

　以上の観点からは，結局，各法領域のばらばらの対応では不十分であり，より広い視野からの問題解決，民事法・刑事法にとらわれない，総合的なアプローチをとる，統合的な立場からの法制度設計が不可避である，と考えられる。

　具体的な制度設計の留意点としては，手続を重視した方法論がここでも採用されるべきである。被験者・患者本人の自己決定権の尊重のためのインフォームド・コンセント獲得の手続きが不可欠であり，問題が患者本人だけの問題にとどまらないことを考慮に入れれば，その情報を本人以外に明らかにしないことを原則とすべきである。また，配慮がなされるべき情報には，

重大なものから軽微なものまで各種あるが，基本的にはすべての情報が重大視されるべきものであると考える。

　他方，研究倫理の側面も，わが国の経験に照らして，そのあり方を考える必要性がある。自然科学領域における研究は，純粋に科学的真理の探究のためにのみ行われるというものではなく，様々な社会的要因がそこに加わることは，明らかであり，そのことを制度設計に際しても意識する必要がある。そうであれば，研究における利益相反といった側面を考慮することに加えて，当該研究が差別を助長する内容を含んでいないものかどうかの検討をする第三者的委員会の必要性も考える必要があるかも知れない。その基準の作成は容易ではないが，排除の論理であってはならない，ということだけは明確に指摘することができる。

11 比較法的観点からみた先端医療・医学研究の規制のあり方
　　──ドイツ・スイス・イギリス・オランダの議論と日本の議論──

甲　斐　克　則

Ⅰ　序
Ⅱ　規制の対象
Ⅲ　規制の根拠
Ⅳ　規制方式
Ⅴ　結　語──ヒトゲノムとバイオバンクをめぐる法的ルール

I　序

　生命科学の領域は，きわめてダイナミックであり，現在議論していることが，1年後には前提が変わっていることもある。とりわけ最近では，ES細胞をめぐる議論をしていた矢先に，2007年末の京都大学の山中伸弥教授による「成人皮膚細胞からの人工多能性幹細胞（Induced pluripotent stem cell = iPS細胞）樹立」の発表が世界中に衝撃を与えたことは，象徴的な出来事であった。iPS細胞をめぐっては，その後も次々と研究・開発が進められている。一方，ES細胞をめぐる議論は，なお継続すべき部分があるとはいえ，すでに「過去の」議論となった部分もある。このことは，生命科学と法の関わりにも大きく影響する。

　ポストゲノム社会において，この種の領域に対して法が勇んで規制の網を被せすぎると，科学や医学の進歩を阻害し，ひいては将来の人類の福祉にとってマイナスになることもありうる。また，憲法23条の学問・研究の自由と抵触する懸念もある。もちろん，学問・研究の自由も無制限ではありえない。他方で，人権侵害もしくは「人間の尊厳」を脅かす行為を放置することもできない。そこで，その法的限界をどこに求めるか，そして，仮に規制をする場合に，何を規制し，それをどのように規制するか，を考える必要がある。本稿の課題は，まさにこの点にある。

　この点についてはすでに1974年に医事法のパイオニア唄孝一教授が，①自然的事実に対し法が介入し得べき限界の自覚・領域の限定，および自然科学の進歩に伴う限界となる接点の動きの見定め，②ある利害（インタレスト）と他の利害（インタレスト）との衝突を調整し規律する必要がおこる場合の法の役割，および法以外の社会規範にまかせるべき場合を念頭に置いたうえでの法の適用範囲の限局，③法的に接近することの積極的意義の自覚，ないし基本的人権の保障および確立，という3つの基本的視点の下に論じておられる[1]。また，本シンポジウム初日の，午前中に基調講演をされたア

（1）　唄孝一「科学と法と生命と」松尾孝嶺ほか『生命科学ノート』（1974年・東京大学出版会）197頁以下，特に200-201頁。私自身の基本的考えは，甲斐克則『被験者保護と刑法』（2005年・成文堂）で示しているので，併せて参照されたい。

ルビン・エーザー博士も，実に有益な基本的視点を呈示された。本稿も，有形無形に両者の影響を受けつつ，ポストゲノム社会において，このような観点から，人類と生命科学はどのように関わるべきか，という問題を，何を，いかなる根拠で，どのように規制すべきか，という点を中心に考えてみたい。

II　規制の対象

　1　まず，法的規制にせよ，倫理的規制にせよ，規制の対象を考えなければならないが，それは3つに分類可能である。(a)「明らかに規制すべきもの」，(b)「促進すべきもの」，そして(c)「条件を付して許容すべきもの」である。

　このうち，(b)「促進すべきもの」は，すでに社会に定着し，人々に善益をもたらすもの，あるいは人類の福祉に資すると考えられているものである。それ自体が有害性を有するわけではないものであるがゆえに，この場合，せいぜい促進に伴う手続をルール化すれば足りる。例えば，ゲノム研究それ自体は，いまやその意義を否定する人はあまりいないが，手続についてはルール化を必要とし，「ヒトゲノム・遺伝子解析研究に関する倫理指針」（平成13年（2001年）の3省指針：平成16年（2004年）全部改正）では，詳細なルールが規定されている。

　したがって，実際上問題となるのは，(a)「明らかに規制すべきもの」と(c)「条件を付して許容すべきもの」であるが，その限界づけは難しい場合がある。そこで，(a)「明らかに規制すべきもの」を先に確定しておき，それから除外されるものが(c)「条件を付して許容すべきもの」となり，当面は条件を付して様子を見るべきものとなる。もちろん，その場合でも，手続をルール化しておくべきである。

　2　それでは，(a)「明らかに規制すべきもの」とは，どのようなものであろうか。もちろん，これは，規制方法にもよるが，まず第1に，犯罪性の強い行為に代表される社会的有害性を伴う行為，すなわち，他者危害（harm to others）を伴う行為および社会メカニズムを著しく危殆化させる行為が挙げられる。例えば，刑法で禁止されている殺人罪（刑法199条），同意殺人罪（刑法202条），傷害（致死）罪（刑法204条，205条），職務上知りえた医療情

報（特に遺伝情報）の漏示（刑法134条1項）といった典型的な犯罪類型に該当する行為がその典型である。ある種の人体実験は，この範疇に該当する。もちろん，優越的利益，緊急性，インフォームド・コンセントといった超法規的正当化事由（私見によれば「正当化事由の競合」）により正当化可能な，人体実験の厳格な要件の下で例外的に許容されるものもありえようが[2]，ここではそれすらも逸脱するものが対象である。

予測される社会的有害性を伴う行為の防止という視点は，とりわけ刑事規制を考えるうえで重要である。ここでいう社会的有害性とは，具体的には，女性の人権の侵害，子どもの福祉を著しく危殆化する行為，商業主義的濫用行為，優生学の濫用的行為（後述），ヒト受精胚の専断的破壊行為，技術的安全性等，刑法の基本原理（行為主義，罪刑法定主義，責任主義，およびその効果としての法益保護主義），そして「人間の尊厳」の尊重原理に照らしても処罰に値する程の社会的に有害な行為のことである。特別刑法ないし行政刑法で禁止されている行為も，その範疇に入る。例えば，「臓器の移植に関する法律」（臓器移植法：1997年成立，2009年改正）11条が禁止する臓器売買，生殖補助医療の周辺では受精卵の売買や代理出産の商業化（これらは現在刑事規制の対象ではない）等のように，人体の一部ないし人体自体の利用を商品化する場合が典型である[3]。もっとも，必要経費と報酬との区別の困難性等，その線引きが難しく，見解が分かれるものもある。しかし，議論を煮詰めれば，合理的範囲でそれを線引くことは可能と思われる。

また，例えば，ヒト受精胚の専断的破壊行為等，現行法では対処できないものもあり，それらについては立法解決をすべきである。これと関連して，

（2）　この問題については，甲斐・前出注（1）37頁以下で詳細に論じているので参照されたい。なお，医療情報と刑事法の問題については，甲斐克則「医療情報と刑事法」年報医事法学22号（2007年）87頁以下参照。

（3）　臓器売買については，粟屋剛『人体部品ビジネス』（1999年・講談社），同「アジア諸国における生体臓器の提供・移植に関する法制」法律時報79巻10号（2007年）71頁以下，甲斐克則「生体移植をめぐる刑事法上の諸問題」同誌37頁以下，川口浩一「臓器売買罪の保護法益」同誌42頁以下（これらはその後，城下裕二編『生体移植と法』（2009年・日本評論社）に所収）参照。また，生殖補助医療における商品化の問題については，甲斐克則「生殖補助医療と刑事規制」法律時報79巻11号（2007年）39頁以下参照。

生命科学との関連では人体を構成する身体各部位およびそれに付随する血液ないし体液等を一括して「人体構成体」と呼ぶことができるとしても，そもそもそれらは，法律上どのような地位を与えられているのか，あるいは与えられるべきか，を考えなければならない（後述）。現行法の下では，「法の空白地帯」が多い。

　第2に，これと関連して，憲法14条が保障する「法の下の平等」に反するような生命の不平等をもたらす優生思想（遺伝的に優秀な人間の育種を目指す積極的優生思想であれ，遺伝的に劣った人間の抹消を目指す消極的優生思想であれ）の濫用は，生命科学を考えるうえで重要であり，ここに位置づけられる[4]。歴史的にみて，ナチスの強制断種制度がその典型であるが，日本でも，1996年に母体保護法に改正されるまで存在した旧優性保護法の下における相当数の強制不妊手術の実施は，看過できない。もっとも，現在では，とりわけ生殖補助医療や遺伝子検査の領域で「自己決定」の名の下に「内なる優生思想」（社会において個人の願望が積り積って優生思想となる）という新たな形が進行している。これにどう対処するかも，重要な課題である。

　また，これと関連して，雇用，保険，結婚等における遺伝子差別も，遺伝情報の法的位置づけの問題も含めて，ここに位置づけることができる[5]。

　3　さらに，(c)「条件を付して許容すべきもの」の範囲は，生命科学の領域では多く，むしろこのことが特徴といえるかもしれない。すなわち，使い方いかんでは良い方向にも悪い方向にも行くというデュアルユース（dual-use）の可能性を秘めている。例えば，クローン技術は相当な勢いで進んでおり，ヒト個体の産出を目的とする技術応用は法的に禁止されているが（「ヒトに関するクローン技術等の規制に関する法律」（ヒト・クローン技術等規制法：2000年）3条），ヒト個体の産出を目的としない治療的クローンという

（4）　優生思想の問題については，米本昌平・松原洋子・橳島次郎・市野川容孝『優生学と人間社会——生命科学の世紀はどこへ向かうのか』（2000年・講談社），スティーブン・トロンブレイ（藤田真理子訳）『優生思想の歴史——生殖の権利——』（2000年・明石書店），甲斐克則「母体保護法と刑法——日本法の解釈をめぐって」齋藤有紀子編『母体保護法とわたしたち』（2002年・明石書店）77頁以下参照。

（5）　この問題の詳細については，甲斐克則編『遺伝情報と法政策』（2007年・成文堂）の各論稿および山本龍彦『遺伝情報の法理論——憲法的視座の構築と応用——』（2008年・尚学社）参照。

技術もある。これは，主に臓器移植における提供臓器不足を解消すべく，胚性幹細胞（ES 細胞）を用いて再生医療という観点からクローン技術を応用しようとする。ヒト ES 細胞とクローン技術を組み合わせると，生命体としての人の在り方まで変える力を持つといわれている。

　ES 細胞とは，「ヒト胚から採取された細胞又は当該細胞の分裂により生ずる細胞であって，胚でないもののうち，多能性を有し，かつ，自己複製能力を維持しているもの又はそれに類する能力を有することが推定されるものをいう」（ヒト ES 細胞の樹立及び使用に関する指針（平成 13 年（2001 年）文部科学省告示第 155 条：ES 指針）1 条 4 号。平成 21 年（2009 年）改正に伴い，「ヒト ES 細胞の樹立及び分配に関する指針」と「ヒト ES 細胞の使用に関する指針」に分かれた。）。しかし，そのためには，体外受精卵を作った後に胚盤胞まで培養し，さらにそこから内部細胞塊を特殊な条件で培養して ES 細胞を作り，実験的に使用するだけに，法と倫理の葛藤問題が生じ[6]，ヒト胚に人格性を認める立場からは批判が強い[7]。今後，ヒト胚の法的地位をめぐる議論を深化させる必要がある。

　なお，上記 ES 指針は，将来的な治療の可能性を認めて研究の自由という観点にも配慮しつつも，禁止事項として，1）ヒト ES 細胞を利用して作成した胚の人または動物の胎内への移植その他の方法によりヒト ES 細胞から個体を生成すること，2）ヒト胚へ ES 細胞を導入すること，3）ヒトの胎児へヒト ES 細胞を導入すること，4）ヒト ES 細胞から生殖細胞を作成すること，を挙げている（27 条）。直接的な法的規制ではないが，妥当な規制内容である。

　ヒト・クローン胚の利用については，海外でもさらに議論が積み重ねられている。とりわけ 2002 年 2 月 13 日に公表されたイギリスの『幹細胞研究の実証的研究に関する英国上院委員会報告書』は，勧告を含む重要なものであり，一方で，最大限の医学的利益を保障するには ES 細胞と体性幹細胞の両法から治療へのルートを確保すべきであるとしてその研究について柔軟な方

---

(6) 甲斐克則「ヒト受精胚・ES 細胞・ヒト細胞の取扱いと刑法——生命倫理の動向を考慮しつつ——」現代刑事法 42 号（2002 年）63 頁以下参照。
(7) ホセ・ヨンパルト＝秋葉悦子『人間の尊厳と生命倫理・生命法』（2006 年・成文堂）114 頁以下（秋葉悦子執筆）参照。

向性を示し，他方で，初期胚研究の限界である 14 日以内という制限は維持すべきであるだとか，クローン胚は余剰胚によっては充足しえない例外的必要性がなければ創出すべきではないという基本的枠組みも呈示している。もちろん，ヒト・クローン個体の創出に対しては，厳として一線を画している。この『上院報告書』は，2002 年 7 月に出された『幹細胞研究に関する英国保健省の報告書』をはじめ，基本的に大方の賛同を得ているが，立法化には至っていない[8]。この問題は，冒頭で取り上げた受精卵の破壊を伴わないがゆえに問題が少ないといわれる（がんの罹患の可能性等の課題はある）iPS 細胞が樹立され臨床応用された後も，残る課題であろう。

  4 生命科学と規制の問題を考える場合，以上の課題を避けて通れない。難問であるが，この問題を掘り下げていくと，「人間の尊厳」という観点から規制について考えざるをえない。そこで，規制の根拠をもう少し掘り下げてみよう。

Ⅲ　規制の根拠

  1　生命科学に対する規制における「人間の尊厳」の意義

規制の根拠として，現在，世界的レベルで何よりも言及されるのは，「人間の尊厳（human dignity ; Menschenwürde）」である。「人間の尊厳」は，もともとはキリスト教倫理（とりわけピコ・デラ・ミランドラの考え）に端を発する概念（「神の似姿」に由来する概念）であるが，その後，18 世紀にドイツの哲学者イマニュエル・カントが，「汝の意志の格率が，つねに同時に普遍的立法の原理として妥当しうるように行為せよ」[9]と説き，さらに，「汝の人格の中にも他のすべての人の人格の中にもある人間性を，汝がいつも同時に目的として用い，決して単に道具としてのみ用いない，というふうに行為せよ」[10]と説いて以来，宗教の枠組みを超えて，現在では，世界人権宣言や

（8）　この点の詳細については，甲斐克則「イギリスにおけるヒト胚研究の規制の動向」比較法学 38 巻 2 号（2005 年）1 頁以下参照。
（9）　カント（波多野精一・宮本和吉訳）『実践理性批判』（岩波文庫）50 頁。
（10）　カント（野田又夫訳）『人倫の形而上学の基礎づけ』『世界の名著 32・カント』所収（中央公論社）274 頁。

ユネスコ宣言等の中にも定着している。

　ところが、先端医療や生命科学に関する生命倫理および法をめぐる議論において、「人間の尊厳」は抽象的概念であるから、規制根拠にするには適しないとか、それを持ち出すべきではない、という批判的見解もしばしば出される。だが、そこには、誤解や理解の不十分さがある場合も散見される。確かに、安易にこの言葉を用いると、新たな技術の応用にストップをかけるための「呪文」のような印象を与えかねないし、そこに過度な規範性を盛り込むと、人間が「人間の尊厳がある人」と「人間の尊厳がない人」に分類されかねない[11]。しかし、「人間の尊厳」は、決して単なる抽象的概念ではなく、人間各人に生来的に備わっているもので、日常的にも、「人間の尊厳」を奪う行為は犯罪行為として処罰されることが多いし、人権侵害と言われる場合の多くは「人間の尊厳」を侵しているといえる。それは、単に概念の問題ではなく、「凡そ人類がこの地上に出現したその時から各個の人間の実存に固有に存した現実在であり」[12]、人間存在そのものの在り方の問題でもある。そして、「人間の尊厳」は、人間存在にとり本質的なものでありながら日常生活に内在する具体性を持った実在的なものであり、決して抽象的概念ではないし、特定の宗教的概念だけのものではないと思われる[13]。そして、「人間の尊厳」は、その実存形式は多様であっても、存在の本質においては同一である[14]。日常生活では、その内容を言語化しにくいだけである。その分だけ、例えば、生命科学の領域においても、人により理解が異なる場合が見受けられる。「人間の尊厳」は、一定の行為に対して規制を加える根拠としては正当であるが、その内実を具現化し、批判的見解が示している誤解を解く必要がある[15]。

---

(11)　この点に関連して、クルツ・バイエルツ「人間尊厳の理念——問題とパラドックス——」L・ジープ／K・バイエルツ／M・クヴァンテ（L・ジープ／山内廣隆／松井富美男編・監訳）『ドイツ応用倫理学の現在』（2002年・ナカニシヤ出版）150頁以下参照。

(12)　水波朗「人間の尊厳と基本的人権」同著『自然法と洞見知——トマス主義法哲学・国法学遺稿集——』（2005年・創文社）568頁。

(13)　甲斐・前出注（1）1頁以下および11頁以下参照。

(14)　Arthur Kaufmann, Das Schuldprinzip. Eine strafrechtlich-rechtsphilosophische Untersuchung. 2. Aufl. 1976, S. 90ff. アルトゥール・カウフマン（甲斐克則訳）『責任原理——刑法的・法哲学的研究——』（2000年・九州大学出版会）127頁以下参照。

ここで，人体構成体と「人間の尊厳」について考えてみよう。確かに，人体構成体は，生命それ自体とか生体の一部を構成している身体と同等とはいかない。さればといって，物とも異なる存在である。敢えていえば，例えば，水の本質構成要素である H_2O が，あるときには川になったり沼になったり湖になったり海になったり，またあるときには雨になったり霧になったり雲になったり雪になったり氷になったりするように，「人間の尊厳」が本質的なものとして根底にありながら，それぞれの段階において姿を変えてそれぞれの存在態様として表出しているのではないかと考える。法解釈論は，生命については，当然に殺人罪の規定が直接「人間の尊厳」を保護すべく存在しているし，身体については，傷害罪の規定が生命よりもやや縮小した形で（本人の自己処分を一定程度尊重するという意味で）「人間の尊厳」を保護すべく存在しているし，胎児については，堕胎罪の規定が「生成中の人」として既出生の生命よりやや縮小した形で「人間の尊厳」を保護すべく存在している。また，ヒト受精胚については，日本では直接の保護規定は現在のところなく，関連法として「ヒト・クローン技術等規制法」があるにすぎないものの，その存在は，胎児と同等とはいかないにせよ，やはり「人間の尊厳」と連動する存在としてその保護を要求するものである。それゆえ，新たな保護立法が望まれる。さらに，死体やヒト由来物質も，人でもないし物でもない存在でありながら，その根底や背後にいつも「人間の尊厳」が控えて存在するものであり，独自の保護を要求するものである。これは，新たな保護体系に位置づけるべきである[16]。

2 身体の自己所有論の問題性

ここでさらに考えておかなければならない問題がある。身体はそもそも誰のものか，かりに「身体は自己のものである」としても，それは，いかなる意味においてそうなのか，という問題である。この素朴な疑問は，フランスの法制史学者であるジャン＝ピエール・ボーが論じているように，生命科学にとって実は奥深い問題に通じる[17]。ボーは，身体を「物化」した方が

---

(15) 以上の点については，甲斐克則「人体構成体の取扱いと『人間の尊厳』」法の理論 26（2007 年）3 頁以下，特に 18-19 頁で説いたところである。

(16) 以上の点は，甲斐・前出注(15)21-22 頁で説いたところである。

(17) フランスのジャン＝ピエール・ボー（野上博義訳）『盗まれた手の事件──肉体の法

「人間の尊厳」をより保護できると言うが，結論からいうと，それは著しく困難だと言わなければならない。それを論証するには，身体の自己所有論の問題性を検討する必要がある。身体が自己のものであることを否定する者はいないであろうが，それがどのような意味において「自己のもの」といえるか，が問題となるのである。

身体の自己所有(権)を徹底する立場は，ジョン・ロックの考えに由来するといわれる。すなわち，ロックは，すでに17世紀末に，「たとえ地とすべての下級の被造物が万人の共有のものであっても，しかも人は誰でも自分自身の一身については所有権をもっている。これには彼以外の何人も，なんらの権利を有しないものである。彼の身体の労働，彼の手の働きは，まさしく彼のものであるといってよい」[18]，と述べている。このロックの思想が近現代まで脈々と継受されている。しかし，すでに三島淑臣教授は，早くよりその問題性を次のように指摘しておられる。すなわち，「ロックの思想の基本にある『創造主体的個人主義』は，『自己所有』の観念と共に，我々現代人の受け入れ得るところではない。世界内存在（偶発的な一個の物）たることを忘れて世界を客体化し，自分の身体の所有者であることを僭称する，そのような主体（私）からの出発こそ，現代の人類の惨禍を招いた当の主役なのである。私が私の身体の所有者であるというよりは，むしろ私の身体との相互依存において始めて私がある，というべきではないか」[19]，と。むしろこの指摘こそ，生命科学と法的ルールを考えるうえで根底に据えるべき基本的視座になりうると思われる。

ところが，ロックの考えは，現在では，いわゆるリバタリアンに受け継がれている。リバタリアニズムも多様であるが，その立場の日本での旗手である森村進教授は，「自分の人身（身体）への所有権として理解された自己所

制史――』(2004年・法政大学出版局：原題は，*Jean-Pierre Baud, L'affaire de la main volee. Une histoire juridique du corps, Paris, Édition du Seuil, 1993*) である。その主張の根本的検討については，甲斐・前出注(15)参照。

(18) ロック著（鵜飼信成訳）『市民政府論』（岩波文庫）32-33頁。
(19) 三島淑臣「近代の哲学的所有理論――ロックとカントを中心に――」日本法哲学会編『現代所有論』法哲学年報1991年21頁以下（同著『理性法思想の成立』(1998年・成文堂) 267-268頁）。

有権を『狭義の身体の自己所有権』と呼び，自分の労働の産物とその代価としての財産の権利も含めて『広義の身体の自己所有権』と呼ぶことにする」[20]，と説かれる。前記のロックの考えの前半部分と後半部分にそれぞれ対応するものと思われる。森村教授によれば，まず，「狭義の身体の自己所有権は，犯罪に対する刑罰は例外として認めるが，人身の自由に対する自らの同意のない強制を許さない」[21]。そして，「人身所有権の第二の意義は，信教の自由や居住移転の自由，表現の自由や集会の自由など，基本的人権に含まれるさまざまの自由が決してばらばらの異質な概念のよせ集めではなく，自分の人身への支配権という基本的な自由の具体化（派生的でなくても）だということを示している点にある。リバタリアンは，自己所有権という権利の中に無数の自由権が含まれていると考える」[22]。

　しかし，宗岡嗣郎教授は，この主張の説得的な一面を認めつつも，次のように本質的問題点を指摘される。すなわち，「リバタリアニズムの原理主義的な『自由』を支える『自己所有』はデカルト的なコギトの構造的な支配のもとにあることを暴露するものであった。ところが，現実の人間は，コギトにおいて『ある』ことが一面の事実であるとしても，コギトによって『ある』わけではない。コギトは人間の存在態様の一つにすぎない。そうであるとすれば，人間が『その能力が自分の好きなように用いる』ことを道徳的な『自由』だと主張するリバタリアニズムには，人間の理性的な一面だけを極端に強調するという点で，看過しえない問題点があるということになる」[23]，と。この指摘は，正鵠を射ているように思われる。人間を個として孤立的に捉えるのではなく，本質的に共生の中で捉えるべきであり，生命はもろより，身体や自由についても，その観点から捉えるべきである[24]。そして，「人間

---

(20) この点については，森村進『自由はどこまで自由か──リバタリアニズム入門──』（2001年・講談社）34頁。リバタリアニズムの詳細については，同書参照。なお，「自己所有権」とは，「排他的コントロールの権限を示すものと理解すればよく，民法でいう専門的な意味での『所有権』と必ずしも同一視しなくてもよい」という。森村進「自己所有権」森村進編『リバタリアニズム読本』（2005年・勁草書房）26頁以下，28頁。
(21) 森村・前出注(20)『自由はどこまで自由か』37頁。
(22) 森村・前出注(20)『自由はどこまで自由か』39-40頁。
(23) 宗岡嗣郎「自由の法理──共生の現実の中で──」三島淑臣教授古稀祝賀『自由と正義の法理念』（2003年・成文堂）45頁。

の尊厳」も，その脈絡から理解すべきである(25)。身体の「物化」論，さらには身体の自己所有論を採る以上，人体の商品化は，避けがたいか抗しがたい帰結であろう。

Ⅳ　規制方式

1　「規制すべきもの」が認められるとしても，規制方式をどのようにするかは，実際上，きわめて重要である。これも，3つの方式に分かれる。(a)ハードな規制方式（ハード・ロー：ドイツ型），(b)ソフトな規制方式（ソフト・ロー：日本型），(c)混合型規制方式（ハード＆ソフト・ロー：イギリス型）である(26)。その他，原則として個々の当事者の争いを裁判に委ねる方式（アメリカ型）や市場経済（バイオエコノミー）に委ねる方式(27)もありうる。

冒頭でも述べたように，生命科学の領域は変動が激しいので，例えば，ドイツの胚保護法（Embryonenschutzgesetz 1990）のように，刑事規制を前面に出した(a)ハードな規制方式（ハード・ロー）では，研究の自由（憲法23条）に抵触する懸念もあるし，何よりも有望な知見獲得への新たな可能性を閉ざすことになりうるので，問題である。規制内容として妥当なものも多い

---

(24)　宗岡・前出注(23)「自由の法理」47-52頁参照。

(25)　水波・前出注(12) 567頁以下，特に586頁以下参照。なお，甲斐・前出注(1)11頁以下参照。もちろん，森村教授も，「リバタリアニズムの立場からも，自己所有権だけですべての基本的な権利義務を正当化しようとするのは強引である」として，自己奴隷化と臓器売買の自由の問題について慎重に論じている。森村・前出注(20)『自由はどこまで自由か』47頁以下参照。なお，甲斐・前出注(15)の論文に対する批判として，奥田太郎「特集『人間の尊厳と生命倫理』へのコメント――あるいは，印籠としての人間の尊厳――」法の理論27（2008年）127頁以下，森村進「特集『人間の尊厳と生命倫理』を読んで尊厳観念への違和感を考える」同誌145頁以下，これらに対する再反論として，甲斐克則「『人間の尊厳』と生命倫理――批判へのコメント――」同誌157頁以下参照。

(26)　ソフトローとハードローについては，位田隆一「医療におけるソフトロー」樋口範雄・土屋裕子編『生命倫理と法』（2005年・弘文堂）70頁以下参照。

(27)　この方式については，デレク・モーガン（永水裕子＝甲斐克則）「バイオエコノミーを規制すること――バイオテクノロジーと法との関係の予備的考察――」法律時報77巻4号（2004年）57頁以下参照。

が，ヒト胚を用いた研究を刑罰で禁止するなど，研究利用に対しても過度な刑事規制が設けられていることに対しては，ドイツでもかねてから，法規制が強すぎて自主規制が弱まるので効果は期待できないとか，研究の自由を奪う等の批判があり，改正論議が続いており，包括的な生殖医療法を創設すべきだとの主張もある。とりわけ，受精卵の着床前診断をめぐる議論や，治療的クローンの是非をめぐり幹細胞を用いた研究をどうするかという議論が活発になされてきた。そして，ドイツでは，その打開策として，皮肉なことに，2002年6月28日に「ヒト胚性幹細胞の輸入及び利用との関連における胚保護のための法律 (Gesetz zur Sicherstellung des Embryonenschutzes im Zusammenhang mit Einhur und Verwendung menschlicher embryonaler Stammzellen= Stammzellgesetz - StZG)」（幹細胞法）の成立（施行は同年7月1日）により，一定の条件でヒトES細胞の輸入を認めた[28]。同法は，胚研究に関する胚保護法の厳格さを輸入という手段で緩和しようとするものであり，厳格な要件（特に4条2項）の下で輸入を認める意図は理解できるが，しかし，両法の矛盾は，説得力をもって解消しうるものではなかろう。現に同法は，2008年に期限を延長する形で改正されている[29]。

 2　他方，厳密な意味での法律ではないガイドラインにより規制する(b)ソフトな規制方式（ソフトロー）だけだと，制裁がないだけに，規範の遵守の度合いが弱まり，濫用防止に効果がないという懸念がある。日本では，前述の「臓器移植法」と「ヒト・クローン技術等規制法」以外には，生命科学に関わる法律はなく，現状では，(b)ソフトな規制方式に近く，対応が不十分である。例えば，卵子や代理出産の商業主義的利用にせよ，臓器以外の人体構成体の売買にせよ，現行の法律は介入できない。また，あるクリニックの院長である医師が，中絶手術により掻爬した妊娠約10週の死胎をビニー

---

[28] ドイツの幹細胞法の詳細については，神馬幸一「ドイツにおける『ヒト胚性幹細胞（ES細胞）』研究を対象とした刑事規制について——いわゆる『幹細胞法(StZG)』成立を契機として——」法学政治学論究56号（2002年）413頁以下，吉田敏雄「ヒト胚性幹細胞（ES細胞）研究の法的許容性と限界——ドイツ連邦共和国及び日本の法状況——」北海学園大学法学研究38巻1号（2002年）1頁以下参照。

[29] ドイツ幹細胞法の改正前後の詳細については，ハンス=ゲオルク・コッホ（甲斐克則=三重野雄太郎=福山好典訳）「法的問題としての幹細胞研究と『再生医療』ジュリスト1381号（2009年）80頁以下参照。

ル袋に入れて一般ゴミとして捨てた事案について，廃棄物の処理及び清掃に関する法律（以下「廃棄物処理法」という）6条の2第7項の政令で定める基準（同法施行令4条の4第2号，同法施行規則1条の19第1号・第2号）違反の罪に問われた事件がある（横浜地判平成17年5月12日判例集未登載）[30]。注目すべきは，「死胎」および「胎盤」が廃棄物処理法2条1項にいう「廃棄物」に当たるか，が主たる争点のひとつとなったことである。私が問題にしたいのは，「人間の尊厳」と生命科学の関係で，中絶胎児の法的地位は廃棄物処理法上の廃棄物と同程度にしか位置づけることのできない現行法体系の現状である。バイオバンク体制を確立するにしても，このような基本的問題をクリアーする必要があり，とりわけ人体構成体に新たな法的地位を賦与すべきである。

　3　これに対して，イギリスでは，生殖補助医療については，1990年11月1日に「ヒトの受精と胎生学法（Human Fertilisation and Embryology Act 1990 = HFEA1990）」（49か条，4細則）が成立した[31]。同法の特徴は，何といっても，「ヒトの受精と胎生学のための認可機関（the Human Fertilisation and Embryology Authority=HFEA）を設置し（5条），認可違反の一定の行為を処罰する（41条1項－11項）という点にある。したがって，規制のスタイルとしては行政刑法であるが，この独立した認可機関が，発足以来，多少の問題があるとはいえ，総じて有効に機能してきた点が重要である[32]。

　また，2004年11月15日には，人体組織法（Human Tissue Act 2004）[33]

---

(30) この詳細については，広瀬美佳「中絶胎児を『廃棄物』として処理した事例」宇都木伸・町野朔・平林勝政・甲斐克則編『医事法判例百選』（2006年・有斐閣）102頁以下参照。

(31) 詳細については，甲斐克則「生殖医療と刑事規制――イギリスの『ウォーノック委員会報告書』を素材として――」犯罪と刑罰7号（1991年）135頁以下，同「生殖医療の規制に関するイギリスの新法について――『生殖医療と刑事規制』の一側面――」広島法学15巻3号（1992年）131頁以下，同・前出注（3）「生殖補助医療と刑事規制」37頁以下参照。

(32) HFEA1990および認可機関HFEAの活動状況については，三木妙子・石井美智子「イギリス」川井健編『生命科学の発展と法――生命倫理法試案――』（2001年・有斐閣）142頁以下，井上悠輔・神里彩子「イギリスにおけるヒト胚利用の公的審査体制の再編――受精・胚研究認可庁15年目の課題――」生命倫理16巻1号（2006年）107頁以下参照。

が成立した。同法は，宇都木伸教授がいち早く調査・分析されたリバプール小児病院での死亡小児からの無断の臓器摘出・保存・利用スキャンダル（2000年のいわゆる Alder Hey 事件）[34]を契機として作られたものであり，「死体および人由来物質を，特定の目的のために，特定の人が，特定の方法で取り扱うことを適法とし，これに違反する行為を犯罪とすることを定めた法律である」[35]。臓器移植や人体組織（DNAを含む）の扱いのルールが詳細に規定している。同法で規定されている事項を管理する機関である人体組織管理庁（Human Tissue Authority=HTA）が設置されていることは重要である。

以上のようなイギリスの規制システムは，しっかりした認可機関とセットでルールを確立して運用しており，しかも新規の分野についても全面禁止ではなく，基本的枠組みを作りつつその中で許容範囲を模索する点で，日本でも参考になると思われる。この点で，2004年4月に公表された厚生労働省厚生科学審議会・生殖補助医療部会報告書「精子・卵子・胚の提供等による生殖補助医療制度の整備に関する報告書」が「公的管理運営機関」の設置を基軸にして法規制を提唱したのは，基本的に妥当なものと思われる。このように，認可機関を活用することにより，適正なチェックと利用が可能となるように思われる。なお，この種の領域では，少なくとも刑事法的規制は控えめにすべきである。

なお，フランスでは，周知のように，最も理想的と思われる包括的な公共政策モデルともいうべき「生命倫理三法」が1994年に成立したが，このフランス法でも2004年に緩和の方向で改正[36]を余儀なくされるほど，この分

---

(33) 同法の詳細については，宇都木伸＝佐藤雄一郎「人由来物質の研究利用――イギリスの新しい『人組織法』――」東海法科大学院論集1号（2006年）55頁以下，佐藤雄一郎「The Human Tissue Act 2004」年報医事法学21（2006年）207頁以下，甲斐克則「イギリスの人体組織法と刑事規制――いわゆる『DNA窃盗』を中心に――」法学研究80巻12号（2007年）273頁以下がある。

(34) 宇都木伸「死体検査の際に採取されたヒト由来物質――イギリスの最近の動向に関する覚え書き」東海法学27号（2002年）1頁以下，同「死体からの臓器・組織の研究利用――イギリスの例から」ジュリスト1247号（2003年）62頁以下参照。

(35) 宇都木＝佐藤・前出注(33)79頁。

(36) 詳細については，本田まり「フランス生命倫理法の改正――出生前診断，生殖補助

野の変動は激しいものがある。そのような状況の中で，コアとなる基本法とそれを補完する法システムを構築していくことが今後の重要な課題である。その際，自主規制も重要であり，そのうえで民事法，さらに行政法，そして最後に刑事法が睨みを利かせるという段階的・相互補完的システムを目指すべきである。その意味では，エーザー博士の「統合的医事法」の主張(37)は，傾聴に値する。

　4　これを実現するためには，生命科学の領域でも，「メディカル・デュープロセスの法理」の適用が有効であるように思われる。これは，かねてより私が提唱している理論である。すなわち，「メディカル・デュープロセスの法理」とは，医療，とりわけ人体実験・臨床試験・実験的治療のようなものについては，社会的観点も加味して，適正手続による保障がなければ，当該医療行為は違法である，とする法理である。具体的には，実験段階から個々の被験者・患者に対するインフォームド・コンセントはもとより，その前段階として彼らに熟考期間（カウンセリングも含む）があったか，安全性等について倫理委員会（これも独立した審査機関であることが望ましい）の適正な審査を受けているか，人類に多大な影響を与えうるもの（例えば，先端医療技術の新規なものや遺伝子関係のもの）については，プライバシーを侵害しない必要な範囲で情報公開をし，社会的合意・承認を得ているか等をチェックして，そのいずれかでも欠けていれば，当該医療行為は違法であり，そのようにして得られたデータに基づく学術論文の公表を禁止したり，それ以後の研究費を凍結する等の行政処分をし，悪質なものについては民事責任，場合によっては刑事責任を負わせようとするものである(38)。生命科学は純医学的なものに限定されないが，人体に関わるかぎりでは，これによって，専門家の責任を社会に対して担保することができるように思われるし，法と

　　　医療および受精卵着床前診断における要件の緩和──」比較生命倫理法研究会「共同研究・生命倫理法の展開（1）」上智法学48巻3号（2006年）227頁以下参照。
(37)　*Albin Eser*, Perspektiven des Medizin (straf) rechts, in Wolfgang Frisch (Hrsg.), Gegenwartsfragen des Medizinstrafrechts. Portugiesisch-deutsches Symposiwm zu Ehren von Albin Eser in Coimbra, 2006, S. 9 ff.. 邦訳として，アルビン・エーザー（甲斐克則・福山好典訳）「医事（刑）法のパースペクティブ」本書31頁以下参照。
(38)　甲斐・前出注（1）7頁および30頁。

生命科学が有効に共存していくものと思われる。

V　結　語――ヒトゲノムとバイオバンクをめぐる法的ルール

　以上，生命科学と法的ルールについて論じてきたが，この問題は，まさに最先端の問題であり，議論自体が熟しているわけではない。したがって，ここで論じた内容も，試論の域を出ない部分もある。生命科学研究者がこの見解をどのように受け止めるか，謙虚に耳を傾け，適正な法的ルールが日本でもできることを期待したい。例えば，遺伝情報の問題について，オランダでは，1997年にオランダ健康診断法3条が遺伝子検査の導入を制限しているし，スイスでは，2004年にスイスの人に対する遺伝子検査に関する連邦法が成立し2006年から施行されている[39]。さらに，アメリカでは，2008年5月21日に遺伝子差別禁止法（Genetic Information Nondiscrimination Act of 2008 = GINA[40]）が成立し，ドイツでも，2009年8月4日に「人の遺伝子検査に関する法律（遺伝子診断法）」が公布され，2010年2月1日から施行されることになった[41]。これらは，大いに参考になる。

　最後に，ポストゲノム社会における生命科学と法的ルールを考えるうえで，いくつかの課題を指摘しておきたい。重要ながら不確定要因がある。そのうち，DNAは誰のものか，という点，そしてバイオバンクを確立するためにはどのような法的ルールが必要か，という点について簡潔に述べておこう。

　この問題に深く言及したオランダのヤスパー・ボーフェンベルクは，有毛細胞白血病（hairy-cell leukeme）の治療に際して患者ジョン・ムーア氏の脾臓の一部を切除した後にその血液を利用してTリンパ球の細胞系を培養し

---

(39)　スイスのこの法律については，甲斐克則「遺伝情報およびDNAの法的保護と利用――人の遺伝子検査に関するスイス連邦法を素材として――」L&T43号（2009年）72頁以下，および同法の邦訳である同「［翻訳］人の遺伝子検査に関するスイス連邦法（1）（2・完）」早稲田法学84巻2号（2009年）301頁以下，84巻4号141頁以下参照。

(40)　アメリカのこの法律については，山本龍彦・一家綱邦「アメリカ遺伝子差別禁止法」年報医事法学24号（2009年）241頁以下参照。

(41)　ドイツのこの法律については，渡邉斉志「海外法律情報ドイツ・遺伝子診断法」ジュリスト1387号（2009年）103頁参照。

て特許を得たことをめぐるアメリカのジョン・ムーア事件[42]等を契機として，まず，DNAは誰のものか，という点について分析し，①全体財産としてのDNA，②知的財産としてのDNA，③国家の財産としてのDNA，④個人的財産としてのDNA，⑤学問的財産としてのDNA，⑥請求可能な財産としてのDNA，というそれぞれの可能性を検討する[43]。そして，DNAをめぐる「アンチコモンズの悲劇」を避けるために，個人の所有権というアプローチよりも，海の共有という視点を取り入れて新たな論理を展開する[44]。そして，バイオバンクのモデルとして，アイスランドの民間事業モデル，エストニアの官民共同事業モデル，イギリスの国営事業モデルの3つのメリットとデメリットを検討し[45]，データへのアクセス権の平等性を保証するため，課税（taxation）システムを取り入れた新たな課税モデルを提唱する[46]。詳細は別途紹介・検討する予定であるが，国際レベルでも日本においても参考になる主張である。

　このように，生命科学の発展のためには，柔軟な発想をもって法的ルールを考える必要がある。

---

(42)　カリフォルニア州控訴院判決（Moore v. Regents of the University of California (249 Cal. Rptr. 494 (Cal. App. 2 Dist. 1988)) および同州最高裁判所判決（271Cal. Rptr. 146, 793 P 2 d 479, (1990), 111 S Ct. 1388 (1991))。
(43)　*Jasper A. Bouvenberg,* Property Rights in Blood, Genes and Data. 2006, p. 1 ff.
(44)　*Bouvenberg,* op. cit. (n.37), p.35ff.
(45)　*Bouvenberg,* op. cit. (n.37), p.85ff.
(46)　*Bouvenberg,* op. cit. (n.37), p.200ff.
＊本稿は，甲斐克則「生命科学と法的ルール」岩志和一郎・増井徹・白井泰子・長谷川知子・甲斐克則『講義　生命科学と法』（2008年・尚学社）191頁以下を加筆修正したものである。

12　ポストゲノム社会における生命倫理と法
―― わが国における生命倫理基本法の提言 ――

位 田 隆 一

Ⅰ　はじめに：社会規範としての生命倫理
Ⅱ　生命倫理規範の形態
Ⅲ　「法」の選択：生命倫理基本法の必要性
Ⅳ　生命倫理基本法モデル──枠組み試論
Ⅴ　むすびにかえて──国の役割

I　はじめに：社会規範としての生命倫理

　20世紀後半以降の生命科学の発展は，人類に大きな幸福と福祉とをもたらすことになった。とりわけ1953年の有名なワトソン・クリック論文によりDNAの二重螺旋構造が明らかになって以来，生命の設計図といわれるゲノム・遺伝子を解析しその機能を探究するゲノム科学を中心として，生命科学の様々な分野の研究とその成果の応用が進められている。それは，人間の健康の維持と疾病の予防・診断・治療に大きく貢献してきた。いまや人の細胞そのものの発達が把握されるようになり，細胞や組織を疾病の治療に用いることが，医学・生命科学の中軸となってきている。

　しかし，これらの発展は，同時にわれわれに大きな課題を投げかける。たとえば，人工授精や体外受精，顕微授精といった生殖補助医療，受精卵遺伝子診断や遺伝学的検査，遺伝子治療などの実験的医療，受精卵や人クローン胚からの胚性幹細胞を用いる再生医療など，最先端の生命科学・医学研究やその成果の応用は，同時に人体の道具化・手段化に導く可能性を秘めている[1]。このように，生命科学・医学が進展すればするほど，さまざまな生命の問題が生起する。そこでは，人間の生命の本質，生と死の境，生きることの意味といった問題が問われている。これらの問題は，個々人の倫理観を越えて，社会における生命や人間に関する基本的価値や考え方を大きく壊しかねないものであり，ひいては人間自身の価値や存在をも損なう結果になりかねない。そうした生命に関する科学・技術について，われわれの社会の中で，何が，どのような方法で，どこまで許されるのか，またそれはなぜか，が判断されなければならい。ここに生命倫理が役割を果たすことになる。

　生命倫理は，したがって，人間の健康と福祉のために，生命科学・医学が社会の理解を得て[2]適切に研究及びその成果の応用が行われるよう，研究

（1）　これらの例の孕む問題について，拙稿「再生医療をめぐる倫理的・社会的・法的諸問題」日本臨床66巻5号991〜996頁。またとくに，遺伝子を利用した能力拡張（enhancement）に対する批判として，拙稿 Julian Savulescu and Nick Bostrom(eds.), "Should we improve human nature?", Human Enhancement, Oxford UP, 2009, pp. 59-70.

者，医師，患者・協力者とその家族そして社会一般が尊重し守っていくべき判断基準である。言い換えれば，人間のよりよい生活のために生命科学・医学が社会に受け入れられるための社会規範[3]である。

II 生命倫理規範の形態

社会規範としての生命倫理の形態はさまざまである[4]。これは国がどのように生命倫理にかかわるか，という問題とも関連している。

　第1に立法機関の制定する法律がある。法律は国の規範の最上位にあり，法的拘束力を持ち，違反する場合には，刑罰が課されたり，損害賠償が命じられる。つまり国家権力によってその規律の効果が担保される。したがって，法律が最も実効性が高いと考えられる。とりわけその規範によって守られるべき内容が社会の基本的価値に係るものであり，そのため違法行為が社会の秩序を否定したり混乱させるものである場合には，刑法的規制の対象となる[5]。たとえば，人クローン個体の作成を禁止した「人に関するクローン技術等の規制に関する法律」[6]（クローン技術規制法）はその例である。クローン技術規制法は，その制定過程において，学協会の指針とする案に対して，まさに日本人以外の者がわが国に来て人クローン個体を作成する場合に

（2）　マッツォーニは，科学とその他の学問との，また科学と社会との対話と離間の重要性を指摘する。C.M. Mazzoni, Ethics and Law in Biological Research, in Mazzoni (ed.), *Ethics and Law in Biological Research*, Kluwer, 2002, p.3.

（3）　社会規範としての生命倫理のもつ基本的性格については，拙稿「国際法と生命倫理」法学論叢156巻3・4号，68頁以下。

（4）　ニールセンによれば，「個人コントロール」，「専門家コントロール」，「共同体コントロール（保護規範）」，「共同体コントロール（禁止規範）」の4モデルがあるという。Linda Nielsen, From Bioethics to Biolaw, in C.M Mazzoni (ed.), *A Legal Framework for Bioethics*, Kluwer, 1998, pp.45-49. また拙稿「医療を規律するソフト・ロー」，樋口範雄・土屋裕子編著『生命倫理と法』所収，弘文堂，2005, pp.93-97.

（5）　ブルジョーは，倫理も法も人間の向上と保護を目的とするが，法はとりわけ社会の正義と秩序維持に重きを置く，と指摘している。Guy Bourgeault, *L'éthique et le droit*, De Baek-Wesmael, 1990, p.57.

（6）　「人に関するクローン技術等の規制に関する法律」平成一二年一二月六日　法律一四六号。

はそれが実効的禁止になりえないことから，法律の形式が選択されたものである[7]。

第2に，国の作る指針（ガイドライン）がある。これには，対象となる法律に基づく指針と一般的に行政手続法による行政指導指針とがある。前者は，法律を施行するために，詳細な事項や手続を指針で定めるもので，指針を作成し適用する根拠が元の法律にあるため，法律と同じ拘束力がある。根拠となる法律に罰則規定があれば，それが適用されることになる。たとえば，クローン技術規制法に基づく特定胚研究に関する指針[8]がこれにあたる。また「臓器の移植に関する法律」（臓器移植法）では，同法に関する「施行規則」が厚生省令で定められており，さらに同法の「運用に関する指針（ガイドライン）」が厚生省保健医療局長から通知されている。

指針には，もう一つ行政指導指針がある。これは行政機関が一定の目的の実現のために一定の基準を決めて，その対象となる人や活動に対してそれに従うよう行政指導（指導，勧告，助言等）を行うものである[9]。同じ「指針」という名前がついていても，具体的な法律を実施するためのものではなく，行政の効果的で安定的な運営のために作られる。ヒトゲノム・遺伝子解析研究に関する倫理指針やヒトES細胞の樹立および使用に関する指針，臨床研究指針[10]，疫学研究指針などはこの例である。この後者の種類の指針には法的拘束力はなく，指針の実効性は，実質上，国（省庁）の権威に基づくものであり，行政指導の形で遵守が図られる。これらの指針に従わない場合には，何らかの行政上の不利な取り扱いを受けることになる可能性がある。たとえば，文部科学省の指針に従わない場合には，科学研究費補助金の対象か

---

(7) この経緯については，拙稿「ユネスコ『ヒトゲノム宣言』の国内的実施——人クローン個体の産生禁止——」法学論叢146巻45-65頁。
(8) 「特定胚研究に関する指針」平成一三年文部科学省告示第一七三号。
(9) 行政手続法第2条八項ニを見よ。
(10) 「ヒトゲノム・遺伝子解析研究に関する倫理指針」平成一三年三月二九日，平成一六年一二月二八日全部改正，平成一七年六月二六日一部改正　平成一三年文部科学省・厚生労働省・経済産業省告示一号，「ヒトES細胞の樹立及び使用に関する指針」平成二一年五月二十日文部科学省告示八十四号，「臨床研究に関する倫理指針」平成二十年七月三一日厚生労働省告示四百五十九号，「疫学研究に関する倫理指針」平成二十年一二月一日（一部改正）文部科学省・厚生労働省。

ら除外される可能性がある。また仮に具体的な不利益が当面は見えないとしても，いわゆる社会的制裁が与えられる。たとえば，違反者の名前を公表することで世論の批判や注意を引き，またメディアもそれに対して批判を加える。法的拘束力がないからといって，それに従わないことには相当の覚悟が必要であることになる。この種の指針の実効性はこうした形で担保される。一般にわが国の場合には，国民一般について，また本稿の場合には科学者について，政府の策定した規則を遵守する傾向が極めて強く，法の支配が強調され規制を法律により行うことの多い欧米とはやや異なる国民性ということができよう。

次に，専門家集団による自主規制と呼ばれる指針（ガイドライン）がある。これはその事業や活動に携わる人たちが自ら可否を判断し，またその基準として規範を作成して，自主的にそれを守ろうとするものである。こうした学協会の定めるガイドライン[11]は，基本的に「信義則」に基づいて遵守・履行される。したがって，法的拘束力はもとより，国の機関による監督や指導は原則としてない。また罰則も最大限でその集団から除名されるにとどまることがほとんどである。しかも，その除名によって実質的な不利益を生じないときには，ガイドラインの実効性は極めて疑わしい。根津医師や大谷医師による産婦人科学会の会告違反に対する制裁がその例である。この点は，たとえばドイツ医師会のように医師会規則に違反した場合には医師免許の停止を受ける厳しい制度とは大きく異なっている。

最後に，それぞれの個人の倫理観による自己規律がある。この種の規律は，個人の価値観や人生観，生命観に依存しており，上に述べたさまざまなレベルの規範と較べて，主観的な規範である。各人の倫理観には隔たりがあるから，その個人の中では有効に機能しえても，社会のコンセンサスに基づいたものではなく，場合によってその社会のルールとは反対の基準となる可能性もある。たとえば，わが国では人クローン個体を法律で禁止しており，これ

---

(11) 世界的に有名なものとして。世界医師会「ヘルシンキ宣言（「人間を対象とする医学研究の倫理的原則」）」やCIOMS（国際医学団体評議会）の「人を対象とする生物医学研究のための国際的ガイドライン」がある。またわが国では，例えば，日本産科婦人科学会の「会告」や遺伝学関連10学会の「遺伝学的検査に関するガイドライン」がある。

がわが国の倫理基準であるが，人クローン個体は倫理的に許されるとする見解もありうる(12)。これが個人の倫理観に基づく判断である。

III 「法」の選択：生命倫理基本法の必要性

1 生命倫理基本「法」の意義

前節に述べたように，生命倫理規範は様々な形態を取りうるが，それが社会規範としての役割を果たすがゆえに，社会における法の支配の観点から，そして特にそれが人体及び生命に関連する事柄であるから，ヨーロッパを初め多くの国では生命倫理を法律化する場合が少なくなく，それが世界的な傾向にあるといえよう(13)。たとえば，英国では1990年に人の生殖と胚研究に関する法律が策定されたし，ドイツでは1993年に胚保護法が作られた。さらにフランスでは，1994年に人体尊重法，人体利用・生殖法，記名情報法の3つの法律からなるいわゆる生命倫理3法を制定し，それぞれ民法と刑法，公衆衛生法，情報保護法に挿入する形をとっている。アジアでも，韓国において生命倫理・安全法が制定されているのは周知の通りである。

わが国においては，一般に「法」に対して距離感があるように思われる。とりわけ生命倫理がかかわる生命科学・医学のように科学技術分野の規制については，研究の自由と患者の救済が重視され，これを法でもって縛るよりも，専門家としての認識に基づいて，その集団（学協会）の自主規制にゆだねることがしばしば行われてきている。

たしかに，開国以来わが国においては，科学技術は国家の発展の目標であり手段であったから，それ自体がいわば「善」であって，それが生命や身体

---

(12) 例えば，上村はクローン人間を禁止する倫理的に理由や論理に疑問を呈して，クローン人間が認められる可能性を示唆する。上村芳郎『クローン人間の倫理』みすず書房2003年。また海外でのクローン人間の作成の是非論については，マーサ・C・ナスバウム，キャサリン・R・サンスタイン著，中村桂子・渡会圭子訳『クローン，是か非か』産業図書1999年が興味深い。

(13) Conseil d'Etat, *Sciences de la vie : De l'éthique au droit*, La Documentation Française, 1988, p.14.

に損害を与えない限り，それを制限することは考えられなかった。加えて，科学研究の自由は，基本的人権の一つの中心的な「自由」であるから，相当の理由のない限り制限されるべきではない。これまでのわが国の科学技術は，こうした考え方の恩恵に与ってきたといって過言ではない。しかし，ゲノム科学に代表される近年の生命科学・医学の発展は極めて急速でありかつ根本的であって，それが社会に大きな恩恵をもたらしていると同時に，「人とは何か」，「人の生命とは何か」といったわれわれがよりどころにしてきた基本的価値の揺らぎをももたらしている。その結果，社会における基本的枠組みも不明確なものになりつつあるといってよい。社会の安定と繁栄，そしてそこに住まう人々の安寧と福祉そのものが不確実になってきているということである。

　このような状況にあっては，その社会の基本的価値に基づく規範枠組みが確固としたものである必要がある(14)。その意味で，社会のもっとも実効的な規範形態としての「法」の重要性が注目される。世界各国で，生命倫理関係の枠組みとなるような立法が行われつつある大きな理由がここにある。確かに，わが国に生命倫理に関係する立法がないわけではない。たとえば，前に挙げたクローン法のほか，母体保護法，臓器移植法などがそれである。これらの独立の法律以外にも，民法や刑法その他の法律に生命倫理に関連する規定がある。しかし，生命倫理を全体として体系的，統一的に定める法はない。わが国では，一般に生命倫理に限らず他の分野でも同様であるが，問題が生じるごとに，その問題についてのみ解決策を検討し，場合により立法や既存の法の改正または指針の策定を通じての行政指導を行う。そしてそれぞれの対応策を講じる場合には，従来の考え方や制度，規範と整合性をとる形で対処して来ている。このような方法は，これまで相当に効果的に機能してきた。しかし，生命倫理規範は，その基底に人間の生命や人間の存在についての価値や位置づけがある。これらの問題について，わが国がどのような立場をとるのかは，必要に応じて折に触れて考察されているものの，全体を通

---

(14) ザッティは生命倫理を科学と人間の価値の関係に関する倫理的，政策的，法的選択の多様な形態のコンセンサス形成であるとする。Paolo Zatti, Towards a Law for Bioethics, in C.M.Mazzoni (ed.) A Legal Framework for Bioethics, 1998, Kluwer, p.53.

じた基本的で一貫した考え方が示されているわけではない。生命科学・医学の発展のありさまから考えるに、個別的な問題対応では早晩限界がくるように思われる。そのため、生命倫理基本法というべき中軸となる法律を策定し、今後生じる様々な生命倫理問題を解決しまた対応する基盤とすることが不可欠であるように思われる[15]。

2 立法への賛否

わが国において生命倫理基本法を考える際には、まず、法に対する消極感があることを考慮に入れなければならない[16]。一般にわが国では法による紛争解決は最後の手段であり、できるだけ司法の介入を避けようとする傾向がある[17]。加えて、科学者の間に法によって研究が規律されるのを好まない傾向がある。法規則は科学者の研究の自由に対する心理的圧迫となり、法による研究の規制は研究者が処罰を恐れて萎縮するとも言われることがある。法は研究の自由に介入するべきではないとの考え方である。それゆえ、わが国はこれまで科学技術に対してできる限り規制することを避け、規制が必要である場合にあっても、行政指導や自主規制等の非拘束的な手段によってきたといえる。

科学者や医師の自主規制がこれまで比較的有効に作用してきたことは否めない。生命倫理に限らず一般に社会規範は実効性がもっとも重要である。規範は、それが遵守されている限りにおいて、拘束力や制裁が不可欠だとはいえない。しかし、冒頭で述べたように、現代は生命科学・医学の進展によって、人間の存在や人の生命といった基本的価値に揺らぎが生じているのであり、もはや行政による問題別の指導のレベルにとどまるのではなく、全体を見通した基本的な法の策定によりそうした揺らぎを克服する必要があると考

---

[15] 生命科学・医学を法により規律することの課題について、シンガポールの経験からのカーンの指摘は示唆に富む。Terry Kaan, Legal and Ethical Regulation of Life Science and Technology (paper presented in Kyoto International Workshop on Basic law of Bioethics, March 2009).
[16] クローン法策定時の立法の可否についての議論は、拙稿「ユネスコ『ヒトゲノム宣言』の国内的実施」、法学論叢146巻5-6号を見よ。
[17] Cf. Linda Nielsen, op.cit., pp. 43-44.

えられる。さらに，専門家集団の策定する規範であっても，規範が遵守されない状況があれば，何らかの拘束力がなければ当該規範の目的が達成されないことになる。たとえば学協会の定める指針は，それが会員によって誠実に遵守されている場合にはほとんど問題が生じないが，故意の違反が行われる場合には，実効的な制裁と正常な状態への回復が困難である。社会がある価値をあくまで維持しようとする場合には，それを確保する規範を実効性を持って策定する必要があり，それは法的拘束力により担保されることになる。

　また，立法に反対の意見の中には，立法すれば特定の倫理観を国が押し付けることになるとの意見がある。しかし，この考え方は社会規範としての生命倫理と個人の倫理観を混同しているといってよい。社会規範としての生命倫理は，当該社会において公開の議論を通じて醸成され形成される社会的合意に基礎を置いている。したがって，それは，合意形成のプロセスにおいてさまざまな倫理観が提示され考慮されて，その上で合意された規範であるから，特定の倫理観を押し付けるものではない。むしろ，個々人のもつ様々な倫理観を集合した上での生命倫理規範である。

　ところで，わが国においては，しばしば問題ごとの対応が行われて，全般的基本的な規範の策定は後回しにされることが少なくない。これでは，生命科学・医学のように人の生命にかかわる様々な問題はまさに生命にかかわるがゆえに相互に関連しており，これを個別問題ごとにかつ法に基づかない対応をする場合には，全体的な価値の維持や整合性が確保できなくなる可能性がある。むしろ，基本的な価値や考え方にかかわる部分については法でその枠組みを定めて，その上で，具体的な問題が生じた場合には，それぞれの問題ごとにいわば応用問題として対応することが適切である。それでなければ，問題ごとの規範相互の間に一貫性や一体性が欠如したり，重複や欠缺が起こる可能性がある。

3　規範内容の柔軟性の要請

　立法に当たって配慮しなければならない重要な点は，この分野の科学技術の進歩の速度が極めて早いことである。ヒトゲノムを例にとってみれば，ワトソン・クリック論文が現れてからまだ半世紀に過ぎず，また米国クリントン大統領が1990年にヒトゲノム計画を2010年を目標として，つまり20年

計画で打ち出したのに，2003年には人のゲノム・シークエンスが解読された。そしていまや人の全ゲノムの再解読が始まろうとしている。1人の人の全ゲノムが1000ドルで解明できる時代がすぐそこに来ているといわれる。再生医療についてみれば，クローン羊ドリーが誕生したのは1996年である。当時は同じ哺乳類であるヒトでもクローン個体を作ることが可能であり，特に臓器移植のストックとして使えるということがまことしやかに議論された。しかし，1998年には胚性幹細胞（ES細胞）が樹立されて，もはや臓器を摘出したり作成したりする必要がなく，また難治疾患の治療が可能になるとされている。動物実験の成果のヒトへの適用についてもトランスレーショナル・リサーチの手法が取り入れられ，新しい治療法の開発速度が急速に進んでいる。そのほかこの10年ほどの生命科学・医学の進展は驚異的なペースである。

こうした科学技術の状況に対して，法はしばしば硬直的であるとか対応が遅れるとの批判がある。第1に，科学技術の進展の速度に対して，法律はその制定に時間がかかるため，法が追いつけない状態に陥ることが危惧されている。確かに，法が事実に先行して規範を確定することは困難である。とりわけ生命科学の分野では，上に述べたように，その進展が急速であり，ある事象群を対象にして法規範が策定されるまでに相当の時間を要することから，立法された時点で既に「時代遅れ」となってしまう可能性がある。既にこの点は，クローン技術規制法の策定過程で経験した。第2に，仮にタイムリーに立法が行われたとしても，研究や応用の進展によって，その後に規範が現実と整合しなくなる場合に，適時に改正を行うことが必ずしも容易ではない。新規立法にせよ改正にせよ，立法過程は相応の時間が必要となり，法が柔軟に対応できない可能性が高い。

そこで生命倫理法は，生命科学・医学の発展が極めて速いがゆえに，具体的な事象や知見に対して柔軟でタイムリーな対応が必要であることから，いわゆる「枠組み法」である必要がある。つまり，基本枠組として生命倫理基本法を作り，そこには基本原則と基本的考え方のみを定めることとし，その具体的な適用や運用に関する詳細な規則については，政省令や指針（ガイドライン）によるのが適当である。すなわち，生命倫理規範の拘束性・実効性を担保するために，原則規定や枠組みを法に定め，その原則や枠組みを現実

の個別の問題や事例に適用するための詳細な基準や現場での適用の体制を下位の規範形態である政省令や指針に定めるのである。先に述べた臓器移植法のような複数段階による規律が適当と考えられる。これによって，生命科学の進歩のペースに合せて，策定や変更が比較的容易な省令や指針によって，基本原則を迅速に現場で適用するためにことができる。立法には相当な時間がかかるため，時代遅れの誇りを回避するべく，迅速に具体的で詳細な現場で適用することのできる規則を権限ある官庁が策定するのは，わが国のみならず，一般に行われている方法である。

IV 生命倫理基本法モデル――枠組み試論

1 立法の射程

生命倫理規範を法として定める場合に，立法の射程はどの範囲かを定める必要がある[18]。

まず，「時間的」な射程としては，人の生命の始まりから終わりまでを定めるべきである。人の生命は全体として一つのプロセスであり，そのプロセスを追って生命の様々な段階の価値や地位，それに対する考え方，取扱いが決まる。具体的には，始原生殖細胞，配偶子，受精胚，胎児，ヒト個体と順を追って価値や地位，考え方が異なるであろうし，さらに，ヒトの誕生後についても，未成年，成人，高齢者，無能力者などの様々な地位がありうる。これらを統一的に捉える必要がある。

第2に，生命科学・医学の基礎研究段階から臨床研究，そして臨床応用にいたる，そこで扱われる人との関係によって区分される状況がある。基礎研究については，ヒトの身体の一部を体外で利用し，またヒトに対して試料の採取以外では直接に侵襲行為が行われるものではない。この段階は，言い換えれば人体に直接の危険や損害が及ばないレベルであり，とりわけ試料（検体）提供者の身体に対する権利をどのように取り扱うか，を考えておく必要

---

[18] フランスの生命倫理三法の立法準備作業での法の必要性と内容についてのまとめが参照せよ。Conseil d'Etat, op.cit., pp. 13-18.

があろう。臨床研究は，基礎研究の成果を実際にヒトに対して用いることによって，その安全性や効果を研究しようとするものである。この場合には，まだ「治療」として確立していない材料や手法を直接に患者に試すことになるから，侵襲を伴うものであり，その安全性や有効性の程度や危険度を勘案しつつ，規則を策定する必要がある。わが国では，創薬分野で薬事法やGCP規則があるが，臨床研究自体については法律に基づかない臨床研究指針があるのみである。臨床応用は，基礎研究と臨床研究を経て後，確立した治療行為として患者に用いるものであり，この部分は既に医療関係の法律や薬事法が存在する。

つまり，わが国では，基礎及び臨床を含めて研究段階では十分に法整備ができていないが，臨床応用にはある程度の法整備が行われているといってよい。本来人体に侵襲を加える行為は刑法上の傷害罪に該当するが，それが医療として行われる限りにおいて，違法性が阻却されるのであり，そうした例外を認めるには，刑法上にそれを定めるか又は特別法によらねばならないからである。

また，生命倫理基本法を考えるにあたっては，生殖補助医療の分野を抜きにすることはできない。人工授精であれ体外受精であれ，人の生命を産み出す行為にかかわるものであり，また身体（特に女性の身体）に対して何らかの行為を行うものであって，諸外国では法に基づいて行われるのが通例である。しかも先に述べたように，生殖補助医療は人の生命の第1段階で行われる行為であるから，そこにはまさに人の生命や人間の存在事態が俎上に上っている。

したがって，生命倫理基本法の射程は，ヒト試料を用いる基礎研究から，臨床研究，そしてその成果を臨床応用つまり確立した医療に使う場面までのすべての過程と，生命のはじまりの第一段階から死に至るまでのそれぞれの段階をカバーするものとするべきであろう。もっとも，確立した医療に関しては，上に述べたように既に法整備はなされているので，今後作られるべき生命倫理基本法は，こうした全過程を念頭におきつつ，当面は特に研究を中心にしたものであることも可能であろう[19]。いずれにしても，近年用いら

---

(19) ちなみにNIRAの研究班による「生命倫理法案」はとくに生命の発生段階に焦点を

れている「生物医学 bio-medicine」という語が内包しているように，ヒトの身体又はその一部を用いる生命科学・医学の研究の全領域をカバーする枠組を考える必要があろう．それでなければ，人の生命の誕生の第1段階から死に至るまでの一貫した価値観や考え方を取ることができないからである．

2　生命倫理基本法の構成

それでは，わが国において生命倫理基本法はどのような体系構成をとるべきであろうか．以下立法論に亘るが，簡潔に述べてみたい[20]．

生命倫理基本法の全体体系は，前文に続いて，基本原則，分野別原則，倫理審査及び政府の役割の4章に分けることができる．

(1)　前　文

前文では，生命倫理基本法の理念が書かれることになる．生命科学・医学の発展は，人間の福祉と健康に大きく貢献することを認識し，しかし同時にこれまでになかった新しい科学技術の可能性が社会の基本的価値や生命，人間存在に揺らぎを生ぜしめるものであることをも再確認しながら，この生命倫理基本法を定める．この法律は，生命科学・医学の研究を規律することを目的とし，基礎研究及び臨床研究全体を通じた基本的原則と関連諸分野の特別原則を定め，それらの研究が研究の自由に基づく知的活動であると同時に，研究参加者の保護を念頭に置きつつ，効果的に行われるよう，生命科学・医学の発展がわが国社会の中で適切に発展していくための枠組みを設定するも

あわせ，生殖補助医療を中心的対象としている．総合研究開発機構・川井健共編『生命倫理法案』2005年，商事法務．また，ユネスコが「生命倫理と人権に関する世界宣言」を起草するに際して国際生命倫理委員会が行った準備作業報告書が参考になる．De Castro and Berlinguer, Rapporteurs, Report of the IBC on the Possibility of Elaborating a Universal Instrument on Bioethics (2003), UNESCO.

[20]　なお，生命倫理の範囲をどこまでとするか，については，人に限るべきであるとの説と人以外のすべての動植物も含むとする説，さらに人間が生息する環境も含むとする説など，意見が分かれるが，ここでは，人にかかわる部分のみに限定しておく．また，臨床応用（医療）分野については既に法制度が相当に存在するので，ここでは基礎研究及び臨床研究に射程を限定することとしたい．医療分野では，たとえば患者の権利・利益保護などのように生命倫理に係る規範が不十分な部分もあるが，単に倫理のみではなく，国民の健康保持のために様々な制度と連関しており，とりあえずは研究の場面と切り離して考えることができよう．

のである。この法律の下で，国，研究機関，研究者及び研究参加者，倫理審査委員会委員を含む関係者，ならびに国民は，生命科学・医学がこの法律に基づいて適切かつ効果的に発展するよう確保する責任を有する。

(2) 第1章：基本原則

第1章は基本原則にあてられる。この基本原則のモデルとして，ここではユネスコによる「生命倫理と人権に関する世界宣言」(21)（以下，「ユネスコ宣言」という。）を取り上げよう。

ユネスコ宣言は，第3条から第17条までに15の原則を挙げているが，わが国で生命倫理基本法を考える場合には，第3条から第11条および第12条と第16条が参考となる。第3条は，人の尊厳と人権の尊重ならびに科学と社会の利益に対する個人の利益と福祉の優越を定める。第4条では，生命科学・医学の進歩と応用が患者や被験者の利益の増進と損害の危険の最小化を求めている。さらに，個人の自己決定権と責任の尊重と共に，自己決定能力を欠く者の権利と利益を確保しなければならない（第5条）。続いて第6条は，事前の，自由意思による，十分な説明を受けた上での同意，いわゆるインフォームド・コンセントの原則を定め，同意の撤回を保障する。また個人の属する集団や共同体の同意が必要な場合があることも指摘している。さらに第7条は，インフォームド・コンセントにおいて同意能力を欠く者の保護が挙げられ，そうした者から同意を受ける場合には，その者の最善の利益を確保しかつ法に従って許可を得る必要があり，またできるだけ同意のプロセスにその者の参加を図ることが求められる。第8条はさらに生命科学・医学の応用と進歩においては人は弱者の立場にあることを述べ，個人の一体性が尊重されるべきことを定める。またプライバシーの尊重と個人情報の保護が定められ（第9条），第10条は人がその尊厳と権利において平等であり，公正かつ衡平に取り扱われるべきことが述べられ，第11条には差別と決めつけの禁止が謳われる。これら第9条から第11条の3か条は人権保護の基本原則でもある。

第12条は文化的多様性と多元主義の尊重を述べており，この宣言は世界

---

(21) Universal Declaration on Bioethics and Human Rights, adopted by the General Conference, UNESCO, 19 October 2005.

共通の生命倫理原則を謳うものであるが、単一の価値観や生命観に基づくものでなく、それぞれの共同体の中でその固有の文化に基づいて、これら共通の原則を適用していくことを求めている。そして、第16条は生命科学のインパクトが将来世代に与える影響についての配慮を求める。特に遺伝子構造への影響には十分な注意を払わねばならない。

上記のうちで、第3条から第11条及び第16条までの10か条原則は、わが国においても一般的に受け入れられている諸原則であるといえる。また第12条の原則はわが国独自の価値観に基づく倫理規範の重要性を示唆するものである。したがって、ユネスコにより宣明されたこれらの原則は、生命倫理基本法の策定においても採り入れられてしかるべきであろう。

(3) 第2章：分野別原則

第2章は分野別の原則が定められる。これは4つの大きなくくりに分けられる。

第1は、人の生命の始まりの段階での研究である。既にヒト受精胚やクローン胚その他の特定胚については報告書又は指針がある。これらに共通する倫理規範を見出すことが必要である。2004年の総合科学技術会議生命倫理専門調査会による「ヒト胚の取扱いに関する基本的考え方」報告書[22]は、当時の時点でのヒト受精胚と人クローン胚に関する考え方を取りまとめたものであるが、その後のこの分野での科学技術の発展や倫理的議論は盛り込まれていない。したがって、基本法の策定にはもう一度これらを整理しなおしておく必要があろう。クローン技術規制法の取り扱う範囲も限られている。また生命の誕生は一つのプロセスであるから、胚以前の段階である生殖細胞、さらに始原生殖細胞についても、ヒトES細胞やiPS細胞との関連で、どのような地位を与え、またどのような取り扱いを認めるかについて一貫した規範が必要である。

さらに胚の後には、胎児の取り扱いが問題となる。わが国には胎児の取り扱いについては、民法に相続についての規定や刑法において堕胎罪に関する規定があり、さらに間接的に母体保護法の人工妊娠中絶に関する規定があるが、胎児の取り扱いについてのまとまった規範は策定されていない。たとえ

---

(22) 総合科学技術会議「ヒト胚の取扱いに関する基本的考え方」平成16年7月23日。

ば中絶胎児を用いる研究や出生前診断が問題となりうる。さらに重要なのは，前述の生殖細胞や胚に関する地位や取り扱いとの連続性である。中絶について緩やかな母体保護法の規定がある一方で，ヒト胚は人の生命の萌芽とされ，それを用いる研究については厳しい倫理規範が定められており，一貫性に疑問が指摘されている。問題別に規範が策定されてきた問題性がここにみられる。

　この段階ではさらに生殖補助医療研究についても取り扱う必要があろう。これまでわが国は生殖補助医療に関しては，第三者が関与しない限り介入しない立場をとってきている。しかし，昨今の生殖補助医療技術の進歩によって，顕微授精や配偶子や胚の提供による体外受精，代理懐胎など様々なことが可能になってきた。またこれと関連して着床前遺伝子診断も行われている。社会的にも従来のような婚姻関係にとらわれない生活形態も出てきている。これらの状況を見れば，第3者がかかわるか否かを問わず，生殖補助医療全体として一定の枠組みを国が設定する必要があろう。殆どの諸外国が生殖補助医療を法律で規律している[23]ことと比べても，包括的な法規範が必要であることは言うまでもない。

　第2の大きなくくりは，出生後の段階における研究であって，特にヒト由来試料を用いる研究についての規範が必要であろう。この問題については，わが国ではヘルシンキ宣言やCIOMSのガイドラインが著名であって，様々な形で議論され，また取り扱われてきているが，わが国では，人の身体の一部を取り扱うことについて，全体としての基本的考え方は定まっていない。関連する規範としては臨床研究指針ゲノム指針（三省指針）及び疫学研究指針があるが，これらでは必ずしも十分とはいえない。とりわけ，ヒトゲノム・遺伝子解析研究の進展により，いわゆるバイオバンクの取り扱いに関して一定の規範枠組みが必要なのは言うまでもない。諸外国では既にこれに関する法律が作られて，この分野の研究がスムースに行われる体制になっているのと比べれば，わが国における法的倫理的な制度基盤は十分ではない。

　さらに，基礎研究，臨床研究そして臨床応用は，概念的には異なるものの

---

(23) 例えば，英国の「人の生殖及び胚研究法」（Human Fertilisation and Embryology Act 1990, 1990 Chapter 37）及び同法改正（2008 Chapter 22）。

シームレスな関係にあり、とりわけ近年の探索医療研究に見られるように新しい医療が研究と密接に関係していることから考えても、研究と臨床との橋渡しの部分についても何らかの規範枠組みを作っておく必要があると考えられる。

第3のくくりは、死体についての研究である。現在の死体解剖保存法で十分な問題解決が可能とはいえないであろう。この問題は、上に述べたヒト由来試料の取り扱いと関連して考える必要があろう。死体については、特に「同意」の問題に焦点が当てられよう。

最後のくくりは、これらの様々な研究をまたぐ倫理審査である。わが国では、ヒトを対象とする研究について倫理審査が必要なことはよく知られている。いまやいずれの研究機関においても倫理委員会がおかれ、ここで研究計画について倫理審査が行われている。しかし、倫理委員会の性格や機能については共通の理解が必ずしも十分であるとはいえない。その結果、しばしば指摘されるように、委員会の構成に偏りや問題があったり、審査の内容も実質的内容ではなく計画書の字句修正に留まる場合がある。わが国における実効的な倫理審査の保障は、わが国の研究成果が国際的に認められる重要な要素であるから、国内的に質の統一を図るための基準を基本法に定めることが望まれる[24]。

V　むすびにかえて——国の役割

生命倫理は社会規範であって、それぞれの社会の基本的価値が尊重される中で、生命科学・医学が適切に発展していくための基盤となる。国はそこでは二重の役割を果たすことになる。すなわち、一つは生命科学・医学の発展を促進することである。生命科学・医学の発展が国民の健康の維持や疾病の予防・診断・治療に大きく貢献することはいうまでもない。しかし他方で国はその社会の中での基本的な価値が尊重されることを確保する必要がある。それが国の秩序と安寧と秩序をもたらすものであるが故である。いかに大き

---

[24] 米国では連邦規則として機関内倫理審査委員会による審査が定められている。Code of Federal Regulations, Title 45 Public Welfare, Department of Health ans Human Services, Part 46 Protection of Human Subjects.

な利益があるとしても，社会の基本的価値を破るような形で科学技術が推進されるならば，それはその社会そのものの崩壊につながる。こうして，国は生命科学・医学と生命倫理の双方に確固とした基盤を与える必要がある。既に生命科学に関しては，より一般的に科学技術基本法が策定されている。生命倫理に関しても生命倫理基本法が策定されてしかるべきであろう。本論は，そのためのたたき台を提供することを目的としたものである。

〈編 者〉

甲 斐 克 則（かい・かつのり）
　　早稲田大学大学院法務研究科教授

〈主要著書〉
アルトゥール・カウフマン『責任原理―刑法的・法哲学的研究』（九州大学出版会，2000年，翻訳），『海上交通犯罪の研究［海事刑法研究第1巻］』（成文堂，2001年），『安楽死と刑法［医事刑法研究第1巻］』（成文堂，2003年），『尊厳死と刑法［医事刑法研究第2巻］』（成文堂，2004年），『被験者保護と刑法［医事刑法研究第3巻］』（成文堂，2005年），『責任原理と過失犯論』（成文堂，2005年），『医事刑法への旅Ⅰ［新版］』（イウス出版，2006年），『遺伝情報と法政策』（成文堂，2007年，編著），『企業犯罪とコンプライアンス・プログラム』（商事法務，2007年，共編著），『ブリッジブック医事法』（信山社，2008年，編著），『企業活動と刑事規制』（日本評論社，2008年，編著），『企業活動と刑事規制の国際動向』（信山社，2008年，共編著），ペーター・タック『オランダ医事刑法の展開――安楽死・妊娠中絶・臓器移植』（慶應義塾大学出版会，2009年，編訳）他．

◆ 医事法講座 第1巻 ◆
ポストゲノム社会と医事法
2009年12月25日　第1版第1刷発行

編　者　甲 斐 克 則
発 行 者　今 井　　貴
発 行 所　株式会社 信山社
〒113-0033 東京都文京区本郷 6-2-9-102
Tel 03-3818-1019
Fax 03-3818-0344
henshu@shinzansha.co.jp
出版契約 No.2009-1201-3-01010　Printed in Japan

Ⓒ甲斐克則，2009　印刷・製本／松澤印刷・大三製本
ISBN978-4-7972-1201-3 C3332
分類 328.700.a001 P248. 医事法
1201-3-01010-012-050-015　無断コピー禁止

◆ [好評医事法テキスト]
ブリッジブック医事法　甲斐克則 編

第1講　医事法の意義と基本原理／甲斐克則
第2講　医療制度と行政規制／柳井圭子
第3講　医療行為と刑事規制／澁谷洋平
第4講　インフォームド・コンセント／小西知世
第5講　医療情報／村山淳子
第6講　治療行為／加藤摩耶
第7講　人体実験・臨床試験／甲斐克則
第8講　医療事故と医療過誤（民事）／山口斉昭
第9講　医療事故と医療過誤（刑事）／日山恵美
第10講　医療事故と届出義務・被害者救済／甲斐克則
第11講　薬　害／増成直美
第12講　安楽死／武藤眞朗
第13講　尊厳死／千葉華月
第14講　臓器移植／秋葉悦子
第15講　人工妊娠中絶／伊佐智子
第16講　生殖補助医療／永水裕子
第17講　クローン技術／甲斐克則
第18講　遺伝をめぐる医療／山本龍彦
第19講　ヒト由来物質の利用／佐藤雄一郎
第20講　小児医療／久藤令子
第21講　精神科医療の基本原理と関連法制度／横藤田誠
第22講　精神科医療と損害賠償／長谷川義仁

◆ [学術世界の未来を一冊一冊に―信山社 総合叢書]
企業活動と刑事規制の国際動向
　　　　　　　　　　　甲斐克則・田口守一 編

◆第Ⅰ部 企業活動と刑事規制の国際調査
〈序　言〉甲斐克則
第1章　アメリカ合衆国における企業犯罪の実態と企業犯罪への刑法上の対応／川崎友巳
第2章　生命・身体に危険を及ぼす企業活動の刑事的規制に関する一考察―イギリスにおける１９７４年労働安全衛生法を中心として／澁谷洋平
第3章　イギリスにおける法人処罰― その概観／今井猛嘉
第4章　イギリスの金融・証券市場における犯罪の規制／田中利彦
第5章　ドイツにおける企業活動の適正ルール形成のための法制度―特に制裁システムの現状／神例康博
第6章　ドイツにおける企業犯罪と秩序違反法／田口守一
第7章　イタリアにおける企業コンプライアンスおよび企業犯罪規制の状況／吉中信人
第8章　デンマークにおける企業犯罪／松澤 伸
第9章　オーストラリアの法人処罰／樋口亮介
第10章　オーストラリアにおける企業活動の規制システム／甲斐克則
第11章　EU競争法における行政制裁金制度／土田和博
第12章　EUにおける企業の不正行為に対する取組み／日山恵美
終　章　企業活動と刑事規制の国際比較／甲斐克則

◆第Ⅱ部 企業犯罪国際シンポジウム
企業の法的責任とコンプライアンス・プログラム／開会宣言 田口守一，開会挨拶 上村達男，共催者挨拶 黒田昌裕
〈基調報告〉企業の法的責任とコンプライアンス・プログラム／今井猛嘉
〈コメント〉基調報告へのコメント・その1 ダニエル・プレイン／基調報告へのコメント・その2 アルブレヒト・シェーファー／基調報告へのコメント・その3 ウルリッヒ・ズィーバー
〈討論〉第1 パネルディスカッション〈司会〉甲斐克則〈パネリスト〉池辺 博，笹木雄司郎，川崎友巳，Prof. Dr. Ulrich Sieber, Mr. Daniel Plaine, Dr. Albrecht Schäfer, 今井猛嘉〈全体討論〉／閉会挨拶 白石 賢
〈特別寄稿〉企業犯罪防止のためのコンプライアンス・プログラム ― 経済犯罪の領域における刑法上の共同規制のための新たな試み／ウルリッヒ・ズィーバー
〈資料〉資料1：企業アンケート概要／資料2：企業の社会的責任・コンプライアンスに関するアンケート調査

信山社